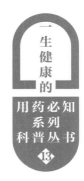

一生健康的
用药必知
系列
科普丛书
13

U0301121

一生健康的用药必知系列科普丛书
*

丛书总主编：赵　杰
名誉总主编：阚全程
副总主编：王婧雯　文爱东　王海峰　李朵璐　杨　勇
组织编写：中华医学会临床药学分会

食物与药物的"相爱相杀"——

别让饮食影响了药物的疗效

分册主编：石庆平　陈文瑛　王亚峰　陈　锐
副 主 编：储　菲　冯焕村　辛雅雯　汤仙阁　王启之　栾家杰
编　　委：（以姓氏笔画为序）
王亚峰　王启之　王慕华　石庆平　冯焕村　汤仙阁　许　健　苏　君
李　倩　谷昱琛　辛雅雯　张明霞　陈　锐　陈文瑛　皇甫天然　栾家杰
黄莹莹　储　菲　潘美晴
专业校审专家：栾家杰　王启之

食物与药物的"相爱相杀"

别让饮食影响了
药物的疗效

丛书总主编·赵杰

名誉总主编：阚全程
组 织 编 写：中华医学会临床药学分会
分 册 主 编：石庆平　陈文瑛　王亚峰　陈 锐

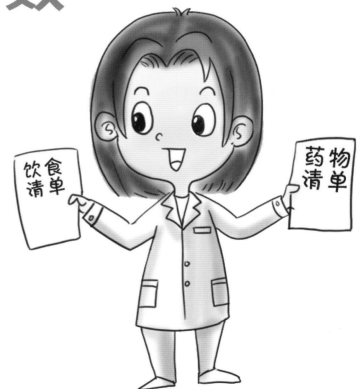

人民卫生出版社
·北 京·

阙序

药物的使用在疾病的预防、诊断、治疗中几乎贯穿始终。根据 2019 年世界卫生组织公布的数据，由用药引发的不良事件是全球导致住院死亡和伤残的重大原因之一，全球 1/10 的住院人次由药物不良事件导致，15% 的住院花费由药物不良事件产生。然而，83% 的药物不良事件是可以预防的，关键在于用药是否合理。根据调查，民众大多不了解正确的服药方法和服药原则，缺乏安全用药常识。因此，向大众传播合理用药的知识和理念，开展全民健康用药科普势在必行。

现代医学模式从传统的疾病治疗转向健康管理，健康教育变得尤为重要。党的十九大报告明确提出了"实施健康中国战略"，将"为人民群众提供全方位全周期健康服务"上升到国家战略高度。随着人们对用药安全愈加重视，用药科普宣传逐渐增多，其目的是要让民众对错误用药行为从认识上、行为上作出改变。科普看似简单，其实不然，做好科普是一项高层次、高难度、高科技含量的创造性工作。优秀的科普读物应具备权威、通俗、活泼的特征，然而，目前市售的用药科普读物普遍存在内容不严谨、语言不贴近百姓、可读性不佳、覆盖人群不全面等问题。

《一生健康的用药必知》系列科普丛书是在国家大力倡导"以治病为中心"向"以人民健康为中心"转变的背景下应运而生的，由中华医学会临床药学分会专业平台推出，组织全国各专业药学专家精心策划编写而成。全套丛书聚焦百姓用药问题，针对常见用药误区和知识盲点，把用药的风险意识传递给民众，让民众重视用药问题，树立起合理用药的理念。其内容科学实用，使读者阅读后对全生命周期的每一环，以及常见生活场景中出现的用药问题都能有所了解。这套丛书在表现形式上力求生动活泼、贴近百姓；在语言表达上力求通俗易懂、简洁明了，面向更广泛的受众，帮助民众树立健康意识。可以说，本套丛书的出版必将对促进全民健康、提高国民教育水平，产生全局性和战略性的意义。

本套丛书的撰写凝聚了所有编者的智慧和辛劳，在此向你们致以衷心的感谢和诚挚的敬意！

杨序

作为一名医务工作者，我始终关注着中国老百姓的用药安全和科普教育。我国医学科普传播与欧美发达国家相比，仍然处于相对落后状态。国家统计局 2019 年数据显示，我国公众具备基本科学素养的人数虽较之前有了大幅提升，达到了 8.47%，但仅相当于发达国家 10 年前的水平。随着生活水平的提高，民众健康意识开始觉醒，新媒体的发展也使科普工作有了更丰富、更灵活的方式。但面对漫天的"医学科普"、良莠不齐的海量信息，普通民众有时难以分辨。更有甚者，一些打着医学科普旗号的"伪科学"和受商业利益驱使的所谓"医学知识"大行其道，严重误导民众。另外，当前市面上见到的多数药学科普书籍还存在表现形式不够生动活泼、专业术语晦涩难懂等问题，让大多数读者望而生畏，使药学科普很难真正走进老百姓的生活。

今天，我欣喜地看到，由中华医学会临床药学分会倾力打造的《一生健康的用药必知》系列科普丛书，汇集了中国临床药学行业核心权威专家倾心撰写，为读者提供了值得信赖的安全合理用药知识。丛书突破了目前市面上医学科普书题材单一、语言枯燥、趣味性差等缺点，以大众用药需求为引领，站在用药者的角度，针对读者在全生命周期可能遇到的用药问题与困惑，用最通俗的语言，做最懂百姓的科普。把晦涩的医药知识变得浅显易懂、活泼轻松，让百姓可以真正掌握正确用药方法。对于中华医学会临床药学分会对我国药学科普事业所做出的努力和贡献，我深感欣慰，感谢编委会全体人员的辛勤付出，将这样一套易懂实用、绘图精良、文风活泼的药学科普图书呈现给广大读者，为百姓提供了指掌可取的药学知识。

如今，政府对科普事业高度重视、大力支持，人民群众对用药健康的关注日益迫切，可以说，《一生健康的用药必知》系列科普丛书正是承载着百姓的期望出版的。全民药学科普是一项系统工程，新一代的药学同仁重任在肩，担负着提升公众安全用药意识、普及合理用药知识的重任。为了让公众更直观地接触药学知识，提升公众合理用药的意识，新时代的药学科普工作者应努力提高科普创作能力，不断提升科普出版物的品牌影响力，更广泛地发动公众学习安全用药的知识，让药学科普普惠民生。

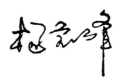

赵序

要建设世界科技强国，科技创新与科学普及具有同等重要的地位。但我国的科普现状令人担忧，一方面我国公民科学素养较发达国家偏低，同时虚假广告、"伪科学"数不胜数，严重误导民众，甚至出现"科普跑不过谣言"的局面。另一方面，现有的科普读物普遍存在专业性强、趣味性弱、老百姓接受度低的现象，最终导致我国科学普及度不高。药学科普是健康科普的重要组成，做好药学科普工作是我们这一代中国药学工作者的责任和使命。

什么样的药学科普能走进百姓心里？我想，一定是百姓需要的、生活中经常遇到的用药问题。中华医学会临床药学分会集结了全国临床药物治疗专家及一线临床药师力量编写了《一生健康的用药必知》系列科普丛书，目标是打造中国最贴近生活的药学科普，最权威的药学科普，最有用的药学科普。这套丛书以百姓需求为出发点，以患者的思维为导向，以解决百姓实际问题为目标，形成了 15 个分册，包含从胎儿、儿童、青少年、孕期、更年期直到老年的全生命周期的药学知识和面对特殊状况时的用药解决方案，其中所涉及的青少年药学科普、急救药学科普、旅行药学科普、互联网药学科普均是我国首部涉及此话题的药学科普图书。本套丛书用通俗易懂、形象有趣的方式科学讲解百姓生活中遇到的药学问题，让人人都可以参与到自身的健康管理中，可大大提升民众的科学素养。

《国务院关于实施健康中国行动的意见》中明确提出，提升健康素养是增进全民健康的前提，要根据不同人群特点有针对性地加强健康教育，要让健康知识、行为和技能成为全民普遍具备的素质和能力，并同时将"面向家庭和个人普及合理用药的知识与技能"列为主要任务之一。中华医学会作为国家一级学会，应当在合理用药科普任务中、"健康中国"的战略目标中贡献自己的力量。在此，感谢参与此系列丛书编写的所有编者，希望我们可以将药学科普这一伟大事业继续弘扬下去，提高我国国民合理用药知识与技能素养，为实现"健康中国"做出更大贡献。

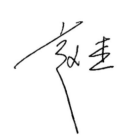

前言

《食物与药物的"相爱相杀"——别让饮食影响了药物的疗效》是中华医学会临床药学分会组织编纂的《一生健康的用药必知》系列科普丛书中的一册。古语云:"民以食为天",食物是人类赖以生存的物质基础,我们每天都离不开它。然而疾病也是人这一生中不可避免的,在生病后我们还需要吃药。食物能为我们提供营养,药物能治疗疾病。有时,两者都是经同一消化道摄入、消化、吸收而进入人体的,这两者在体内发生的额外新增加的作用即是"食物药物相互作用",这种作用既可能是"相得益彰"亦可能是"两败俱伤"。因此,本册科普书旨在为读者介绍常见食物与药物之间的相互作用,并对常见相关误区进行纠正,以期指导大众合理规避用药风险,提升科学用药素养。

本书由通俗易懂的生活实例切入,通过经典的药物与食物"相爱相杀"的案例,阐述药

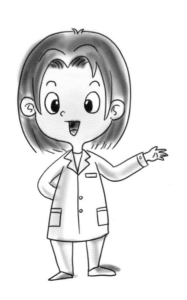

物与食物相互作用的知识和原理。譬如老百姓熟知的一句俗语："头孢配酒，说走就走"，说的就是头孢类抗生素和饮酒的关系。那么，是不是就只有同时服用头孢类药物和酒精才有这种危害呢？相信读完本书，您就可以回答这个问题了。

另外，除了食物与药物的直接相互作用，二者的服用顺序错误，也可导致药物的疗效降低，甚至出现严重的不良反应。在去医院就诊的时候，医生或药师会提醒您某种药要饭后或饭前吃，但好像该饭前吃的药饭后服用了，也并没有出现什么问题。但事实并非如此，吃药和吃饭的关系，这中间的门道，您读完本书，就清楚了。

针对一些患有慢性病的朋友，如高血压、痛风、甲状腺疾病等，本书还设有专门的章节进行用药知识的介绍。由于这类疾病需要长期服药，因此这些朋友更需要注重食物对药物以及疾病的影响，通过饮食的调整，更好地配合疾病的治疗。

关于食物与药物相互作用的科普读物市面上不胜枚举，本书的创新之处在于从临床药师的专业视角，通过读者耳熟能详的药物食物的相互作用案例，引出更多需要引起读者注意的安全用药知识。希望读者通过阅读本书，可以对食物与药物的相互作用有更科学的认识，通过正确的饮食和服药，避免食物对药物的影响，降低药物的不良反应，提升药物治疗的效果。

目录

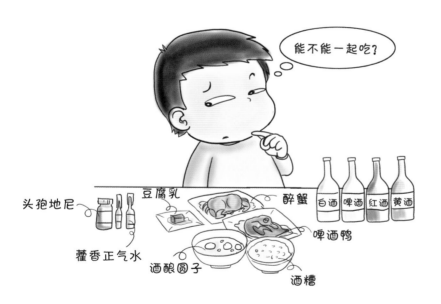

头孢地尼

豆腐乳

醉蟹

白酒 啤酒 红酒 黄酒

能不能一起吃？

藿香正气水

啤酒鸭

酒酿圆子

酒糟

别让饮食影响了药物的疗效
食物与药物的 "相爱相杀"

1. 服药期间吃西柚，要小心！ …… 016

2. 吃药该怎么喝水？ …… 020

3. 能用饮料服药吗？ …… 024

4. 胃药该饭前吃还是饭后吃？ …… 027

5. 口服降糖药饭前、饭后还是随餐服用？ …… 031

6. 高血压人群要限盐，尽量不吃盐是否可行？ …… 035

7. 为什么不是所有的甲状腺疾病人群都可以吃海带？ …… 038

8. 维生素 B 族和这些食物不宜一起吃 …… 042

9. 叶酸和这些食物一起吃更健康 …… 046

10. 钙剂和菠菜不能同吃，是真的吗？ …… 049

11. 异烟肼和鱼不能同吃，是真的吗？ …… 054

12. 尿酸高，要注意这些食物和药物 …… 057

13. 血钾异常，要注意这些食物和药物 …… 064

14. 别让食物影响华法林抗凝的疗效 …… 067

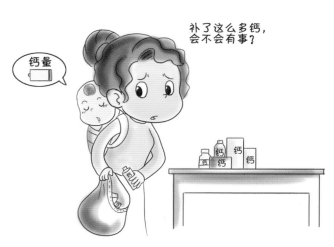

别让饮食影响了药物的疗效

食物与药物的"相爱相杀"

15. 益生菌酸奶和抗菌药同服会减效吗？ …… 073

16. 服用抗菌药，饮食有哪些注意？ …… 076

17. 服用铁剂，饮食有哪些注意？ …… 078

18. 服用糖皮质激素，饮食有哪些注意？ …… 082

19. 服用免疫抑制剂，饮食有哪些注意？ …… 085

20. 吸烟对服药有哪些不良影响？ …… 088

21. 服药期间饮酒，危害有多大？ …… 090

1

服药期间吃西柚，要小心！

1. 西柚和药物的相互作用广泛，服用药物时最好避免和西柚一起吃。

2. 西柚、塞维利亚橙和以色列青柚对药物影响较大，红柚、蜜柚、金柚不多吃的话影响不大，其他的柑橘、甜橙、常山胡柚等对药物几乎无影响。

3. 要注意看饮料的成分表，避免服药时误饮含西柚汁的饮料。

西柚，又叫葡萄柚，是甜橙与柚的杂交后代。在闲暇之余榨一杯西柚汁，"维C"满满，令人心情愉悦。可是，假如您或家人在服用药物期间，特别是心血管类药物，可得多注意，西柚与很多药物都存在相互作用，可以增加或者减少药物的吸收和代谢，一不小心就容易"踩雷"。

说起西柚与药物的"江湖恩怨"，还得从一件小事说起。1989年秋天，在英国的维多利亚医院，降压药非洛地平的临床试验正在进行中。高血压患者John这天早早起来，服了试验药物后，点了一杯西柚汁，然而平常病情稳定的John突然因为血压过低晕倒了。经过药学家Bailey等人对事件原因进行排查后，首次发现西柚汁是导致非洛地平在血中浓度升高的元凶，可使人血压显著下降甚至引起低血压性休克。

一、西柚的哪些成分可以影响药物的疗效？

西柚汁中含有的呋喃香豆素类成分，能选择性抑制肠壁组织中的药物代谢酶从而使进入

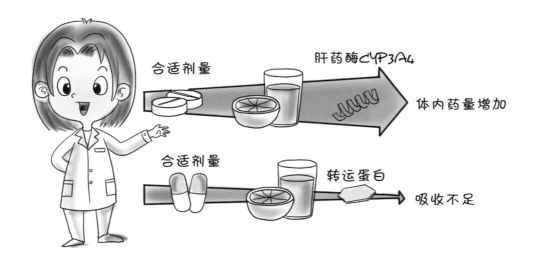

合适剂量　肝药酶CYP3A4　体内药量增加

合适剂量　转运蛋白　吸收不足

血液中的药量显著增加，导致药物吸收增加。呋喃香豆素类成分还可减少药物在胃肠和肝脏的代谢，大大增加药物原有的不良反应。

二、西柚是怎么影响药物疗效的？持续时间有多久？

西柚成分入血以后，能明显抑制体内肝药酶 CYP3A4，从而使经此酶代谢的多种药物的血药浓度明显增高，体内药量增加。此外，西柚成分可抑制部分转运蛋白的功能导致药物吸收不足而降低药效，这些转运蛋白是药物进入人体细胞产生疗效的关键载体。西柚对 CYP3A4 抑制作用的持续时间可长达 12 ～ 24 小时，故服用相关药物期间，不要饮用西柚汁或其他含西柚成分的饮料。

三、哪些药物的疗效受西柚的影响较大？

据研究，主要经 CYP3A4 代谢的数十种药物的疗效易受西柚的影响，引起不同程度的毒副作用。应避免和西柚同用的常见药物如下表所示。

别让饮食影响了药物的疗效
食物与药物的"相爱相杀"

应避免和西柚同用的常见药物表

药物类别	药物示例	与西柚同用的危害
他汀类降血脂药	阿托伐他汀、辛伐他汀、洛伐他汀、普伐他汀等	升高横纹肌溶解以及肝肾损害的风险
降压药	非洛地平、尼卡地平、尼索地平、硝苯地平、维拉帕米等	引起低血压甚至休克
抗血栓药	利伐沙班、阿哌沙班、华法林、替格瑞洛等	增加出血风险
抗心律失常药	胺碘酮、决奈达隆、奎尼丁等	产生心脏毒性或加重心律失常
安眠药	地西泮、咪达唑仑等	嗜睡和眩晕
免疫抑制剂	环孢素、他克莫司等	肝肾损伤
糖皮质激素	甲泼尼龙、布地奈德等	
化疗药	厄洛替尼、依维莫司、伊马替尼、达沙替尼、克唑替尼、拉帕替尼	增加毒副作用
其他	卡马西平、舍曲林、尼莫地平、西洛他唑、依普利酮、坦索罗辛、赛洛多辛	

四、怎么确定药物能不能与西柚一起吃?

√ **看说明书**。服药前注意看说明书,部分药物的说明书会注明禁止和西柚类水果同服。

我是西柚

我是塞维利亚橙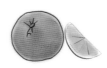

我是金柚 我是蜜柚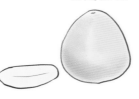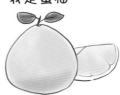

我是甜橙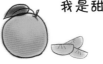

我是以色列青柚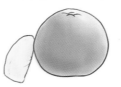

我是柑橘

我是红柚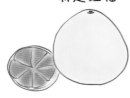

我是常山胡柚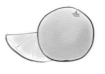

别让饮食影响了药物的疗效
食物与药物的"相爱相杀"

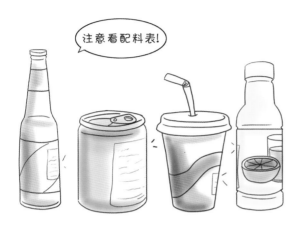

注意看配料表!

√ **问药师和医生。** 如果看不懂说明书，也可以主动询问药师或者医生。如果药师或医生交待了该药避免与西柚同时吃，请切记。

五、是不是所有柑橘类水果都会影响药物的疗效呢？

西柚跟柚子、蜜柚、胡柚、甜橙这些柑橘类水果都长得很像，口感相似。那么，是不是所有这类水果都会影响药物的代谢呢？这个取决于水果中的呋喃香豆素类化合物含量。有研究测定了多种柑橘类水果果汁中呋喃香豆素类化合物的成分和含量，结果显示，呋喃香豆素含量最高的是西柚、塞维利亚橙和以色列青柚，而红柚、蜜柚和金柚中含量较低，常山胡柚、甜橙和柑橘几乎不含呋喃香豆素。所以，**西柚、塞维利亚橙和以色列青柚对药物影响较大，红柚、蜜柚、金柚不多吃的话影响不大，其他的柑橘和甜橙对药物几乎无影响。**

除了水果，含有西柚汁的饮料，服药期间**也要注意。** 如何辨别呢？请大家在购买果汁和饮料的时候看清楚配料表，以免误饮。

南方医科大学第三附属医院：冯焕村

别让饮食影响了药物的疗效
食物与药物的"相爱相杀"

2

吃药该怎么喝水？

关键信息

1. 温水一般是指 40～50℃的水。

2. 对于活菌制剂、维生素 C、阿莫西林等，最好使用凉白开服药，否则水温过高易破坏药效。

3. 止咳糖浆、胃黏膜保护剂、舌下含片硝酸甘油等，服药后要限制饮水。

4. 抗痛风药、喹诺酮类药、排结石药、易引起口干的药物等服药后应大量饮水。

5. 除了温水，不推荐使用酒、果汁饮料、牛奶、咖啡、茶水等服药。

热水70~80℃

温水40~50℃

常温水10~30℃

冰水2~10℃

很多人吃药时随便就着一杯水就吃下去了，其实有些药物对服用水的量和温度都是有要求的。例如，服用糖浆后"咕咚咕咚"猛灌一大杯水，那糖浆就白喝了。有的药服用时要多喝水，有的药服用时要尽量少喝水甚至不喝水，有的药不能用热水送服。服药对水温、喝水时间、水量、喝水的姿势以及喝什么水可都是有讲究的，喝对水才能让药物更好地发挥疗效。

药品说明书上经常会写到"用温水送服"，那什么样的水才算是温水呢？2020 年版《中国药典》凡例中规定：热水 70～80℃；温水 40～50℃；常温水 10～30℃；冰水 2～10℃。由此可知，温水是指温度在 40～50℃的水。

一、注意，有些药物不能用热水服用！

有些人比较心急，还没有等开水完全凉下来就用来送服药物，这样有可能因水温过高而破坏药物成分。对

别让饮食影响了药物的疗效
食物与药物的"相爱相杀"

于大多数药物而言，温水是合适的，但是对于下列几类药物仍要多加注意，水温最好低于 40℃，即选用凉开水来送服药物。

药物类别	原因
助消化的酶类或含活性菌的制剂	活性菌或酶类能被热水破坏而失去药效
活疫苗、脊髓灰质炎糖丸等	疫苗失活而失去药效
维生素 C、维生素 B_1、维生素 B_2 等	遇热后易被氧化还原而失去药效
胶囊类药物	胶囊壳遇热被破坏，药物突然释放，影响药物的安全性和有效性，还有可能对胃肠道造成损伤
含有挥发成分的中药，如柴胡、藿香、薄荷等有特殊芳香气味的中药	挥发油遇热易挥发破坏
阿莫西林或类似药	遇热不稳定
抗疟疾药，如氯喹、甲氟喹等	遇热不稳定

二、哪些药物服用后，不能立即喝水？

有些药物需要在咽喉部、胃肠道局部发挥药效时，不可服药后立即大量饮水冲淡药物，使其局部药物浓度过低。还有一些药物会在饮水后，造成体液增多，也不宜多饮水。服用后应暂时限制饮水的药物有：

药物类别	示例	限制饮水原因
胃药	苦味健胃药，如龙胆酊	通过苦味刺激，促进唾液和胃液的分泌，从而增加食欲
	胃黏膜保护药，如铝碳酸镁、复方铝酸铋、蒙脱石散等	避免在胃部形成的保护膜被水破坏
含漱剂	治疗牙周炎的复方氯己定含漱液	水稀释口腔的药物浓度
止咳药	糖浆、甘草合剂等	把黏附在咽喉部的药物冲掉
防治心绞痛的药物	舌下含化的硝酸甘油、麝香保心丸等	舌下吸收，不能用水送服
抗利尿药	加压素、去氨加压素等	饮水可引起水潴留或低钠血症

三、服药应该喝多少水？

大多数人习惯只喝一口水服药，甚至有人干吞药片，这些其实都是不对的。药片，尤其是胶囊若黏附于食管壁会损伤食管黏膜，甚至将食管静脉划破，造成大出血，后果不堪设想。除了上表中提到的限制饮水的药物外，大多数药物进入血液以后都要经过肾脏排泄，服药后多喝水，能帮助药物在胃肠道崩解吸收，减轻肾脏负担，

别让饮食影响了药物的疗效
食物与药物的"相爱相杀"

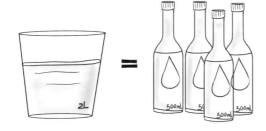

促进药物的排泄。

服药后建议多喝水的药物有：

药物类别	示例	建议喝水量	原因
抗痛风药	别嘌醇、丙磺舒等	不少于2～2.5L/d	促进尿酸和药物排泄，减少黄嘌呤和尿酸沉积
排结石药物	消石片、石通丸等	不少于2～3L/d	冲洗尿道、稀释尿液
四环素类	土霉素、四环素、多西霉素等	不少于1.5L/d	加大服药饮水量，减少对胃肠道的刺激
磺胺或喹诺酮类药物	磺胺嘧啶、复方磺胺甲噁唑、诺氟沙星等喹诺酮类	不少于1.5L/d	减轻肠道损伤；避免尿道结晶形成损伤尿道
泻药或抗炎退热药	氯化钾、阿司匹林等	不少于2L/d	因为泻下或出汗需要补充水分；减少胃肠道刺激
抗病毒药	齐多夫定、阿昔洛韦等	不少于1.5L/d	避免尿道结晶形成损伤尿道
易引起口干的药	阿托品片、山莨菪碱等	不少于1.5L/d	缓解口干

四、服药喝水讲究姿势吗？

以治疗骨质疏松症的药物双膦酸盐类药利塞膦酸钠片为例，该药对食管有刺激性，如果采取卧位服药，不能尽快将药物送至胃部，有部分药物就会黏附在食管壁上，造成食道损伤。尤其需要注意胶囊剂，胶囊壳湿润后更容易发生黏附，推荐以坐位或站立姿势服药，并适当走动。

五、不要用下列饮品服药

✕ **酒**——酒会增加几乎所有药物的毒副反应。酒与头孢类、硝咪唑类等药物同服，可发生"双硫仑样反应"；酒与镇静安眠药同服，可加深中枢神经的抑制，严重的可致死。详见"21. 服药期间饮酒，危害有多大？"。

✕ **果汁饮料**——果汁饮料中的矿物质有时会与药物形成不溶物；果汁中的酸或碱会中和某些药效或者降低药物的溶解性；含西柚汁成分的饮料还会抑制药物代谢，引起不良后果，详见"1. 服药期间吃西柚，要小心！"。

✕ **茶水**——茶水中含有大量鞣酸，可与四环素类药物（如米诺环素、多西环素等）相结合，影响药效。

✕ **咖啡**——咖啡中的咖啡因可引起中枢神经的兴奋，降低镇静安眠药的药效；可刺激胃酸分泌，抵抗胃保护药的作用；还可降低钙质的吸收，减弱抗骨质疏松药物的疗效。

✕ **牛奶**——牛奶中的钙、镁等矿物质会和喹诺酮或四环素类等抗菌药形成不溶物，影响吸收；牛奶中的蛋白质可与乳酸钙、葡萄糖酸钙、氢氧化铝等钙、铝制剂形成凝块，不仅影响吸收，还会加重胃肠道的负担。

✕ **矿泉水**——矿泉水中含有丰富的钙、铁等离子，能与四环素类、喹诺酮类抗菌药发生相互作用而影响药效。

如果不确定服药饮品和药物的相互作用影响，推荐您用温水服药，避免选用酒、果汁饮料、咖啡、牛奶、茶水送服药物。

北京协和医院：汤仙阁

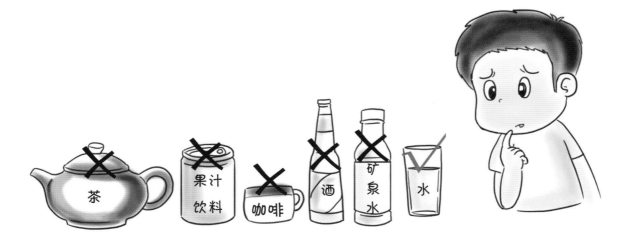

别让饮食影响了药物的疗效
食物与药物的"相爱相杀"

3

能用饮料服药吗？

很多人吃药的时候，手边没有白开水，就随意拿起桌上的咖啡、茶水或果汁来替代，这样做真是使不得！因为饮料与很多药物都存在相互作用，可以增加或者减少药物的吸收和代谢，甚至与药物发生反应，引起严重不良反应。

一、不宜用饮料送服药物的原因是什么？

牛奶会明显地影响人体对一些药物的吸收。牛奶容易在药物的表面形成一个覆盖膜，使奶中的钙、镁等矿物质与药物发生化学反应，形成非水溶性物质，从而影响药物的吸收与药效的释放。有些药物甚至会被牛奶中所含的离子破坏，降低药物在血液中的浓度，影响疗程。

咖啡中含有大量咖啡因，咖啡因具有兴奋中枢、振奋精神、消除疲劳感的作用，很多人通过饮用咖啡提神醒脑，从而增加工作和学习的效率。除此之外，咖啡因对人体还有其他方面的作用。例如，咖啡因具有刺激胃酸分泌、加重对胃黏膜的刺激等作用。另外，咖啡因属于黄嘌呤类化合物，可刺激心脏，以及对中枢神经系统和呼吸系统产生影响，与单胺氧化酶抑制剂合用（如

关键信息

1. 饮料和药物的相互作用广泛，大部分药物最好避免用饮料送服。

2. 牛奶、咖啡和茶对药物影响较大。

3. 用饮料服药会引起多种不良反应，但有些特殊药物使用合适的饮料服药反而会增加药效或减少不良反应。

4. 根据药品说明书或医嘱，选用合适的溶液服用药物。

别让饮食影响了药物的疗效
食物与药物的"相爱相杀"

胺碘酮、卡马西平、利血平等），可造成过度兴奋、血压升高等。单胺氧化酶抑制剂如与咖啡因类含量过高的产品一并服用，可能会导致血压急升。

茶水也不能用来服药，这是因为茶叶中含有茶碱、鞣酸、咖啡因等化学成分，这些成分会和一些药物发生反应，轻者会使药效降低甚至完全失效，重者可能对人体产生严重的不良反应。比如茶水中的鞣酸和含有金属离子的药物结合会产生沉淀，刺激胃肠道，引起胃部不适。

除此之外，还有新鲜果汁，由于多为酸性，可导致许多碱性药物分解，不利于药物在小肠内的吸收而使药效下降。

牛奶

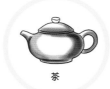

咖啡

茶

果汁

应避免和牛奶同服的常见药物

药物类别	药物示例	与牛奶同服的危害
抗生素类药物	诺氟沙星、四环素、土霉素、红霉素、甲硝唑等	与金属离子在肠道形成络合物，影响吸收，降低抗菌作用，使药物疗效降低
铁制剂	硫酸亚铁、琥珀酸亚铁等	与铁剂在十二指肠吸收部位发生竞争，降低疗效
钙铝制剂	乳酸钙、葡萄糖酸钙、氢氧化铝等	影响吸收，加重胃肠的负担
抗酸药	枸橼酸铋钾、复方铝酸铋、碳酸氢钠等	乳碱综合征
强心药	洋地黄、地高辛等	蓄积性中毒反应
止泻药	蒙脱石散、活性炭、鞣酸蛋白等	加重腹泻症状
降压药	厄贝沙坦、卡托普利、普萘洛尔等	血压骤升，高血压危象
抗抑郁药	苯乙肼、溴法罗明、托洛沙酮等	血压骤升、心律紊乱，严重者可导致脑出血甚至死亡

应避免和咖啡同服的常见药物

药物类别	药物示例	与咖啡同服的危害
水杨酸类药物	水杨酸、阿司匹林等	增加消化道刺激性
降压药	厄贝沙坦、卡托普利、普萘洛尔等	加重体位性低血压

药物类别	药物示例	与咖啡同服的危害
降糖药	苯乙双胍等	低血糖和不可逆的神经系统病变
抗惊厥药	苯巴比妥等	加深中枢抑制，甚至致人死亡
成瘾性镇痛药	吗啡、哌替啶、可待因等	加深中枢抑制，甚至致人死亡
抗抑郁药	丙米嗪、地昔帕明、阿密替林、苯乙肼等	增加毒副作用

应避免和茶同服的常见药物

药物类别	药物示例	与茶同服的危害
铁铝制剂	硫酸亚铁、碳酸亚铁、氢氧化铝等	生成沉淀，影响吸收，导致药效降低甚至失去药效
镇静催眠药	苯巴比妥、地西泮等	药效降低
含碳酸氢钠药物	苏打片、健胃片、小儿消食片等	中和分解，降低药效
酶制剂	胃蛋白酶、胰酶片、多酶片、溶菌酶等	蛋白质与茶多酚结合，降低酶的活性

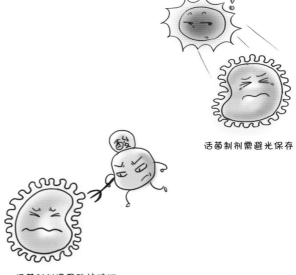

活菌制剂需避光保存

活菌制剂遇胃酸被破坏

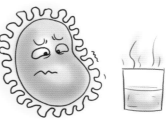

用热水送服活菌制剂会导致药效降低

三、是不是所有的药物都不能用饮料送服？

当然也不是所有饮料都会影响药效，在特定情况下，有些饮料反而会促进药物的疗效或减少药物的不良反应。例如，活菌制剂是利用正常微生物或促进微生物生长的物质制成的制剂，具有怕光、怕酸、怕烫的特性，因此服药前喝点牛奶或是直接用牛奶送服，有利于在胃部形成保护膜，防止胃酸对药

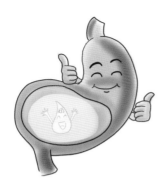

4

胃药该饭前吃
还是饭后吃?

物的破坏,但需要注意的是牛奶的温度最好不要超过 40℃;不适宜用热水服用,宜在饭后 30 分钟吃。又如服用兴奋剂、利尿剂等药物时,一般可以用茶水送服,因为茶本身具有兴奋、利尿等功效,服用这类药物时,茶水会起到增效的作用。

服药前要认真阅读药品说明书,如注明禁止与牛奶、咖啡等饮料同服要特别注意。也可以主动询问医生或药师,如需要使用其他液体送服请遵从医嘱,例如在服用某些中药时,可能需要使用其他药液来送服药物。

蚌埠医学院第一附属医院:谷昱琛

关键信息

1. 常用的胃药有抑制胃酸分泌药物、保护胃黏膜药物、促进胃动力药物等几种,不同种类的胃药服用时间不一样。

2. 选择合适的时间(饭前、饭后、睡前)服药有利于药物的吸收和胃病的康复。

3. 不良的生活和饮食习惯可诱发或加重胃病,应注意饮食调节。

4. 在服用胃药时注意不与茶、咖啡、牛奶同服。

别让饮食影响了药物的疗效
食物与药物的"相爱相杀"

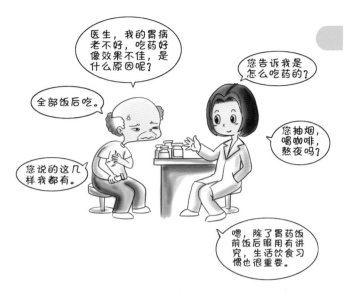

胃病是一种常见疾病，主要包括慢性胃炎、胃溃疡、反流性食管炎等，主要表现为胃痛、反酸、嗳气、烧心感、饱胀、消化不良等，而且容易反复发作。引起胃病的原因很多，其中有不少跟生活饮食习惯关系密切。暴饮暴食、进食不规律、吸烟、酗酒、熬夜、过食酸辣刺激食物、过食肥腻食物、过食生冷食物等都是诱发或加重胃病的因素。除了要避免这些不良的生活和饮食习惯以外，胃药饭前吃还是饭后吃，哪些食物影响药物的吸收也要注意。

一、常用的胃药有哪些？

主要作用	药物分类	药物名称
抑制胃酸分泌	质子泵抑制剂	雷贝拉唑、奥美拉唑、兰索拉唑、泮托拉唑等
	H_2 受体拮抗剂	雷尼替丁、法莫替丁、西咪替丁等
保护胃黏膜	铋剂	枸橼酸铋钾、胶体果胶铋等
	其他胃黏膜保护剂	铝碳酸镁、铝镁加、硫糖铝、磷酸铝、瑞巴派特、替普瑞酮等
调节胃动力	调节胃动力药	多潘立酮、莫沙必利、西沙必利、伊托必利、西尼必利、曲美布汀等
缓解胃痛痉挛	抗胆碱能药	阿托品、山莨菪碱、匹维溴铵、奥替溴胺、屈他维林等
止吐	止吐药	甲氧氯普胺、昂丹司琼等
助消化等	消化酶	胰酶、乳酶生、胃蛋白酶等

二、这些常用的胃药饭前吃还是饭后吃好？

要了解胃药什么时间吃，我们先要掌握"空腹、餐中服用、餐后服用"所指的具体时间。

- 空腹：一般指餐前 1 小时或饭后 2 小时。
- 餐中服用：一般指饭后片刻或进食少许后服用。
- 餐后服用：一般指饭后 15～30 分钟服用。

别让饮食影响了药物的疗效
食物与药物的"相爱相杀"

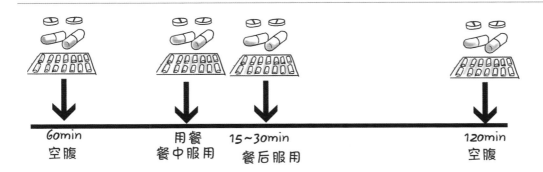

60min 空腹	用餐 餐中服用	15~30min 餐后服用	120min 空腹

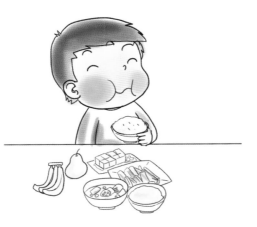

续表

药物	服用时间
硫糖铝	适合餐前1小时或睡前服用
铝碳酸镁	可在餐后1~2小时服用、睡前或者胃部不适时服用，片剂应嚼碎后口服
铝镁加混悬液	适合餐后或睡前服用，使用前注意摇匀
磷酸铝凝胶	食道疾病饭后服用，胃炎、胃溃疡饭前半小时服用，十二指肠溃疡于饭后3小时或疼痛时服用
多潘立酮、西沙必利、枸橼酸莫沙必利	通常在餐前半小时服用，待进食时药效恰好到达高峰，能增强胃肠道蠕动和胃排空，帮助消化
曲美布汀	具有对胃肠平滑肌运动的双向调节作用，根据情况餐前或餐后服用均可
胶体果胶铋	适合餐前1小时或睡前服用
枸橼酸铋钾	建议三餐前半小时和晚餐后2小时服用
替普瑞酮	一般建议餐后半小时服用，可维持胃黏膜的屏障和保护功能，加速胃黏膜愈合

药物	服用时间
雷贝拉唑、奥美拉唑、泮托拉唑等质子泵抑制剂	吸收多受到胃内酸碱度和食物的干扰，一日1次服药的建议在早餐前半小时服用，一日2次服药的建议分别在早餐和晚餐前半小时服用
法莫替丁、雷尼替丁等 H_2 受体拮抗剂	对胃黏膜无明显刺激，一般在餐前服用

别让饮食影响了药物的疗效
食物与药物的"相爱相杀"

三、要注意，下面这些饮食可影响胃药的疗效

一日三餐不按时按点吃饭、不吃早餐、暴饮暴食、吸烟、酗酒、熬夜、过食酸辣刺激食物、过食肥腻食物、过食生冷食物等都会影响胃药的疗效。

1. 茶叶中的鞣酸能与药物中的金属离子铋结合，生成沉淀，影响药物作用。

2. 咖啡中所含的大量咖啡因，会刺激胃液和胃酸的分泌，对于胃溃疡的患者，无疑是"雪上加霜"。

3. 枸橼酸铋钾等铋剂不能与牛奶同时服用，因牛奶能在胃黏膜表面形成一层屏障，阻碍铋剂的黏附性，同时与药物结合生成沉淀，不仅可使药效降低，而且长期同时服用还可能会导致乳碱综合征，出现肌肉无力、食欲不振、恶心呕吐、口渴多尿等表现。

四、其他注意事项

√ 铋中毒会引起恶心、呕吐、流涎、舌及咽喉部疼痛、腹痛、腹泻，粪便呈黑色并带有血液，还可有皮肤、黏膜出血，头痛，痉挛等症状，为防止铋中毒，两种铋剂也不宜联用。

√ 促胃肠动力药可减少药物及食物在胃中滞留的时间，从而影响许多药物（如氨茶碱、地高辛、硫糖铝、胶体枸橼酸铋钾，以及缓释和控释制剂）在胃内的滞留时间，使吸收减少，疗效减弱。

√ 适当的运动，保持良好的心态也可以提高身体的抵抗力，帮助我们预防胃病。

北京协和医院：潘美晴

别让饮食影响了药物的疗效
食物与药物的"相爱相杀"

5

口服降糖药饭前、饭后还是随餐服用?

关键信息

1. 确诊糖尿病后要到医院接受正规治疗,单靠食物降糖不靠谱。

2. 根据说明书或医嘱,在正确时间(饭前、中、后)服用降糖药物,以免影响疗效。

3. 日常血糖控制较好的糖友们,漏服降糖药时可根据漏服时间及当下血糖监测结果调整药物和饭量,特殊人群如孕妇、老人等漏服降糖药时须严格在医生指导下用药。

4. 服用降糖药(如二甲双胍、格列齐特、阿卡波糖等)时需警惕摄入含酒精(乙醇)和蔗糖的食品,避免发生严重不良反应。

随着人们生活水平的提高,大家常常会通过享受美食来犒劳自己。吃喝无度往往可能捡个"富贵病"回家,糖尿病就是"富贵病"的典型代表之一,老年人群发病多,年轻人得病的也不少。糖尿病是不是就是尿里有"糖"?这种理解是错误的,其实糖尿病里的"糖"指的是血里的葡萄糖即血糖高于正常值。血糖作为人体的重要供能物质,为人的大脑、心脏等全身各器官的正常运作提供动力。正常人空腹时血糖值在 3.9～6.1mmol/L,餐后血糖值在 4.4～7.8mmol/L。

糖代谢状态分类(WHO 1999)

糖代谢分类	静脉血浆葡萄糖 /(mmol/L)	
	空腹血糖	糖负荷后 2 小时血糖
正常血糖	＜6.1	＜7.8
空腹血糖受损	≥6.1,＜7.0	＜7.8
糖耐量异常	＜7.0	≥7.8,＜11.1
糖尿病	≥7.0	≥11.1

注:①空腹血糖受损和糖耐量异常统称为糖调节受损,也称糖尿病前期。②空腹状态指至少 8 小时没有进食热量。

别让饮食影响了药物的疗效
食物与药物的"相爱相杀"

情绪波动、高度紧张或者一次性进食大量的糖等造成的血糖短暂性升高一般不必过于担心，因为人体通过自身调节后血糖可以恢复正常。但要是血糖长期超过正常范围，那么就需要立即去医院检查，找医生明确诊断后遵医嘱治疗。长期的高血糖会使人体的组织器官发生变化，严重的会发展为致盲的视网膜病变、需要截肢的足部坏疽，以及可能致死的脑卒中、高血压等。

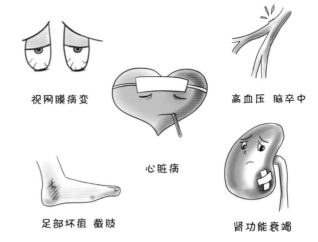

视网膜病变

高血压 脑卒中

心脏病

足部坏疽 截肢

肾功能衰竭

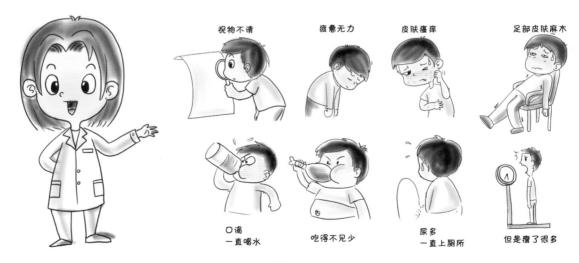

视物不清

疲惫无力

皮肤瘙痒

足部皮肤麻木

口渴
一直喝水

吃得不见少

尿多
一直上厕所

但是瘦了很多

别让饮食影响了药物的疗效

食物与药物的"相爱相杀"

一、如何判断自己是不是得了糖尿病?

皮肤干燥痒难忍,视力下降有黑影。

伤口长久不愈合,白天疲倦想睡觉。

多饮多食体重降,成天老想上厕所。

在定期体检的前提下,如果突然出现了以上感觉就需要警惕了,此时需要去医院做血糖相关检测并由医生明确诊断,如果初步确诊为糖尿病也不用过于担心,降糖药可帮您控制好血糖。

二、降糖药该怎么吃?

口服降糖药主要分为:①延缓肠道碳水化合物消化和吸收的 α-糖苷酶抑制剂,如阿卡波糖等;②抑制肝糖生成、改善胰岛素抵抗为主的双胍类,如二甲双胍;③促进尿糖排泄的 SGLT-2 抑制剂,如达格列净等;④增加胰岛素敏感性的噻唑烷二酮类,如罗格列酮等;⑤促进胰岛素分泌的磺脲类,如格列齐特等,以及格列奈类,如瑞格列奈等;⑥减少内源性 GLP-1 降解的 DPP-4 抑制剂,如西格列汀等。

好多专业名词,降糖药种类多又复杂,怎么吃?记不住!别急,药师帮您来梳理。

药物	建议服药时间	药物	建议服药时间
二甲双胍片	餐中或餐后即刻服用	阿卡波糖片	餐前即刻
二甲双胍肠溶片	餐前 15～30 分钟	伏格列波糖片	
二甲双胍缓释片	晚餐时服用	瑞格/那格列奈片	餐前 15 分钟内
格列本脲片	餐前 15～30 分钟	罗格/吡格列酮片	餐前餐后都可以
格列美脲片	早餐前 15～30 分钟或第一餐前即刻服用	西格/沙格/利格/维格/阿格列汀片	餐前餐后都可以
格列齐特片	餐前 15～30 分钟	卡格列净片	第一餐前 15～30 分钟
格列齐特缓释片	第一餐前 15～30 分钟	达格/恩格列净片	晨服,不受进食限制
格列吡嗪片	餐前 15～30 分钟		
格列吡嗪控释片	第一餐前 15～30 分钟		
格列喹酮片	餐前 15～30 分钟		

提示:不同厂家的药品具体服药时间要求可能稍有不同,需查看药品说明书或根据药师及医生指导使用。

三、漏服药物怎么办?药和饭该怎么吃?

降糖药需要长期按时、按量、有规律地服

别让饮食影响了药物的疗效

食物与药物的"相爱相杀"

用才能维持血糖的稳定，如果出现漏服的情况，容易造成血糖波动，会给身体带来一定的伤害。遇到这种情况，如果单服一种降糖药时，可按下表的方法进行补救：

药物	漏服时间	对策
短效磺酰脲类：格列喹酮片 格列齐特片 格列吡嗪片	吃饭时想起	按原药量服用并将吃饭时间后推半小时
	两餐之间想起	立即监测血糖：①血糖轻微升高可不补服。②血糖明显升高可适量减量补服
	下一餐前才想起	可不补服，立即监测血糖：①升高不明显按原剂量服用和用餐。②升高明显需适当减少本次用餐量，尽快将血糖降到正常范围
长效磺酰脲类：格列齐特缓释片 格列吡嗪控释片 格列美脲片	吃第一顿饭想起	按原药量服用并将吃饭时间后推半小时
	午餐后	视情况半量补服
	晚餐时	不要补服，以防夜间低血糖。需适当增加运动量
二甲双胍	餐后半小时内想起	可按原药量服用
	两餐之间想起	立即监测血糖：①血糖轻微升高可不补服，适当减少本次用餐量。②血糖明显升高可按原药量补服
	晚餐后想起	不要补服，以避免夜间低血糖。适当增加运动量帮助降糖

药物	漏服时间	对策
α-糖苷酶抑制剂：阿卡波糖片 伏格列波糖片	吃饭时至餐后半小时内	可按原药量服用并适当增加运动量
	超过餐后半小时想起	立即监测血糖：①血糖轻微升高不必补服但需适当增加运动量。②血糖明显升高应服用其他短效降糖药
格列奈类：瑞格列奈片 那格列奈片	餐中或餐后即刻	按原药量补服
	两餐之间	立即监测血糖：①血糖轻微升高可不补服，可适当减少本次用餐量或适当增加运动量。②血糖明显升高可按原药量一半补服
	晚餐后	不要补服，以防止夜间低血糖。需适当增加运动量
噻唑烷二酮类：罗格列酮片 吡格列酮片	当天漏服	可按原药量于当天任意时刻补服，睡前也可补服
SGLT-2抑制剂：达格列净片 恩格列净片 卡格列净片	晚餐	①晚餐前：随时按原药量补服。②晚餐后：由于药物有利尿作用，会影响睡眠，所以不建议补服，需适当增加运动量
DPP-4抑制剂：利格列汀片 维格列汀片 西格列汀片 沙格列汀片 阿格列汀片	当天漏服	可按原药量于当天任意时刻补服

别让饮食影响了药物的疗效
食物与药物的"相爱相杀"

注意：老人、孕妇、器官功能异常及血糖控制不稳定人群请勿参照上表，须严格在医生指导下用药！

四、哪些食物对降糖药有影响？

降糖药	服药期间饮食禁忌	原因
二甲双胍		可增加乳酸中毒和低血糖风险
格列本脲/美脲/齐特/吡嗪/喹酮	含酒精（乙醇）的食品，如酒、酒心巧克力、料酒等	可导致致命的低血糖和双硫仑样反应（详见"21.服药期间饮酒，危害有多大？"）
阿卡波糖/伏格列波糖	甘蔗、甜菜等含蔗糖的食物	引起腹部不适，甚至导致腹泻

糖友们总在寻找着所谓的"降糖食物"来替代药物治疗，如南瓜、苦瓜、山药、洋葱等，这些食物真的能降血糖吗？很遗憾，**科学研究没有证实哪种食物具有降血糖的作用**，所以千万不要因为迷信哪种食物能降血糖就一味地多吃，而不去医院接受正规药物治疗，这样很可能耽误病情。

最后，要想血糖控制好，几点要求要记牢：

管住嘴，迈开腿，适量适度很重要。

药物治疗离不开，规律监测莫要忘。

急救必备小零食，低血糖来更要命！

蚌埠医学院第一附属医院：储菲

6

高血压人群要限盐，尽量不吃盐是否可行？

关键信息

1. 盐对于高血压的影响主要来源于其中的含钠量。

2. 低钠盐相对于正常盐含钠量低。

3. 长期限盐，血压控制较好时，可在医生或药师建议下减少降压药用量。

4. 谨防生活中的"隐形盐"，可通过烹饪方法的巧妙处理，如炒菜最后放盐等来帮助限盐。

5. 高血压人群不能简单限盐，过度限盐更不可取。体内电解质大环境的平衡才最关键。

别让饮食影响了药物的疗效
食物与药物的"相爱相杀"

盐不仅是烧菜做饭重要的调味品，还是人体中必不可少的物质，盐的摄入量对身体健康会产生重要影响。我们经常听到医生或者药师会给服用降压药的人群反复强调：血压升高，必须要控制饮食，尤其是限制盐的摄入量。长期摄盐过多，为什么会导致高血压？正常人每天要食用多少盐？尽量不吃盐是否可行？

一、盐是怎么影响血压的呢？

　　盐的主要成分是氯化钠，它影响血压的主要原因就是其含有的钠，1g 盐大约含 350mg 钠（提示：盐的质量除以 2.5 就是钠的含量），如果是低钠盐，其中钠的含量会更低一些。钠影响血压的原因主要有以下两点：

　　原因一：身体每日排出钠的量有限，多余的钠会潴留在血管内部，高钠则会吸引水分同时留在血管内，导致血压增高。

　　原因二：升高的血压会致心脏和肾脏负担加重，导致排出钠的障碍进一步增加，形成恶性循环。

　　因为饮食中的高钠是引起高血压等心血管疾病的重要原因，所以世界卫生组织推荐每个普通人每天食用盐的克数不超过 5g，而我国推荐成人每人每天最多食用 6g 盐（也就是含钠不到 2g）。

二、每天规定 6g 盐，吃饭还得顿顿拿秤量？

　　为了更直观地呈现一个成人每日的摄盐量，看下图就能大致明白 6g 盐大概是多少量了。

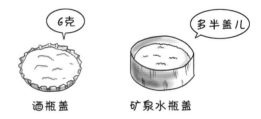

6克　　　　　多半盖儿
酒瓶盖　　　　矿泉水瓶盖

　　生活中我们摄入的盐，除了明确添加的食盐，还有不容易被我们看到的"隐形盐"，如食品外包装的营养标签中的"含钠量"其实就代表它属于隐形盐。因此我们除了要关注炒菜放了多少盐之外，还要多留意食品外包装的营养标签，尤其要关注"含钠量"，少吃咸味小零食。而且常用调味品如鸡精、酱油等含钠较多，烹调时加入这些调味品后需减少食盐用量。另外，如果肾功能正常，可用低钠盐代替食盐。最后分享一个生活小窍门：炒菜最后放盐，用量少菜味鲜。

三、低钠盐和普通食盐到底有什么区别？

为了帮助中国人减少钠盐的摄入，市面上出现了一种"低钠盐"，通常在外包装袋上标明"低钠盐"，或者从食品成分表中会发现有"氯化钾"这个成分。

钾盐又称低钠盐，是食用氯化钠、氯化钾和硫酸镁经合理配比加工制成的盐，与普通食盐相比，含钠量为普通钠盐的 60%～70% 左右，其余由钾盐代替。钾摄入的增加可保护心血管，

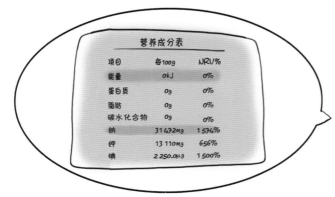

钾盐虽好但需注意，肾功能正常的人群食用钾盐较安全，但肾功能异常的人群，食用钾盐可能会出现高钾血症，严重时还可能会出现严重心律失常。

四、限盐对高血压患者有什么好处？

长期限盐干预有助于降低血压和减少高血压患者服用降压药的用量。

我国正常人血压一般为不超过 140/90mmHg（不同人群，标准有所差异），每人每天钠盐摄入量推荐为 <6g，可预期使收缩压降低 2～9mmHg。食物中钠盐每增加 2g，可使收缩压和舒张压分别增高 2mmHg 和 1.2mmHg，而服用一片降压药的降压效果最大可将收缩压和舒张压分别降低 9mmHg 和 5mmHg。需注意，该数据为大量试验人群血压降低程度的平均值，具体效果可能不同人有不同效果。所以通过数据对比，我们可以知道：控制好盐量，也有降压作用。

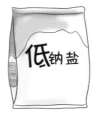

别让饮食影响了药物的疗效
食物与药物的"相爱相杀"

少吃盐换来少吃药，既经济又健康，何乐而不为呢？

五、高血压人群虽然要限盐，但过度限盐更不可取！

既然高钠有这么多危害，索性不吃盐行不行？答案当然是不行。因为钠离子是人体必不可少的矿物元素之一，其作用广泛，可维持细胞渗透压、参与维持神经－肌肉的正常应激性等，正常成人的血钠值在 135～153mmol/L 之间，如果小于 135mmol/L 就会出现嗜睡、精神萎靡等低钠症状。血钠进一步降低，则可出现重度低钠血症，如血钠低于 120mmol/L 时，甚至会出现生命危险。

而且有研究发现，长期低钠饮食和高钠饮食人群患患心血管疾病的风险较高，适量摄盐可降低心血管风险。所以限盐并不等于无盐，过度限盐不可取，体内电解质大环境的平衡才最关键。

青海省人民医院：辛雅雯

7

为什么不是所有的甲状腺疾病人群都可以吃海带？

关键信息

1. 碘是合成甲状腺素的原料。

2. 不同甲状腺疾病人群对摄入的碘量有不同要求，要根据对碘摄入量的不同要求，限制或补充富含碘的食物。

3. 碘盐与普通盐相比含有较多碘，缺乏人群推荐食用碘盐。

4. 服用治疗甲亢或甲减药物时，饭前饭后要分清。

5. 注意含碘的药物，防止过量摄入。

甲状腺疾病患者就医时，医生除了告诉他们要按时吃药外，有时还会提醒一些患者要多吃海带等海产品，但对另外一些患者却要求要限制食用海带，那么甲状腺疾病患者到底应该多吃还是少吃海带？甲状腺疾病和食用海带之间又有什么联系呢？甲状腺是人体重要的内分泌器官，它可以分泌一种作用较为广泛的甲状腺激素，这个激素与人体的体温调节、物质代谢、大脑发育还有心血管系统都息息相关。在合成甲状腺激素的过程中，需要一种微量元素——碘作为合成原料，而海带恰恰是一种富含碘的食物。

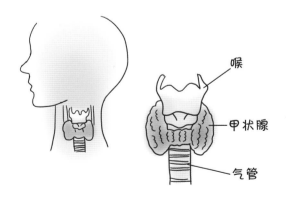

一、甲状腺疾病到底需要"补碘"还是"限碘"？

碘的缺乏或者过量都会影响甲状腺的正常生理功能，造成甲状腺疾病的发生。因为甲状腺疾病的发病原因不同，所以对于碘的摄入量也各不相同。下表为不同类型甲状腺疾病摄取碘量的具体要求：

疾病类型	具体举例	摄碘情况	原因
甲亢		忌碘	根本原因是甲状腺素分泌过多，需限制合成原料碘的摄入
甲减	地方性甲状腺肿、克汀病	需要补碘	根本原因是碘的缺乏，需要补充碘量
	亚临床甲减	适当限碘	因短时间碘摄入过多，反而抑制甲状腺素合成
自身甲状腺炎	桥本甲状腺炎	适当限碘	产生原因和碘过量有一定关系，建议限制碘量
甲状腺结节		适量摄碘	碘摄入过多或过少都会加重甲状腺结节
妊娠期甲状腺疾病	妊娠期甲减	摄入足量碘	为保证宝宝正常发育，孕妈的碘用量较大，但应定期监测甲状腺功能

注意： 碘量的"补"或"限"较为复杂，必须要在明确具体病因后才能确定，建议在医生诊断明确病因情况下调整碘的摄入情况。

别让饮食影响了药物的疗效
食物与药物的"相爱相杀"

人体中的碘，绝大部分来源于饮食摄入，海洋中的食材大多富含碘，海带、紫菜等海产品的含碘量较高，而青椒、大米等的含碘量较低。补碘的多少是有要求的，一般情况下，《中国居民补碘指南（2018）》中推荐14岁以上健康青少年及健康成人每人每天摄入碘量为120μg。孕妇和哺乳期妇女因消耗量大，所需的量比一般正常人要多，约为220μg。

常见食物的含碘量如下图所示。

藻类	干海带	36 240
	海草	15 982
	干紫菜	4 323
	螺旋藻	3 830
	深海海带、冷鲜海带	2 950
	海苔	2 427
鱼虾蟹贝类	干虾米、干小对虾	983
	干海米	394
	虾皮	373
	赤贝	162
	鲜鲍鱼	102

蔬菜类	茴香	12.4
	小白菜	5
	生姜	4.3
	大白菜	2.4
	冬瓜	1.7
	茄子	0.8
谷类	有机糙米	14.5
	高粱米	7
	青稞	4
	燕麦米	3.9
	糯米	2
	小米	1.6
肉类	牛肉（瘦）	4.1
	羊肉（瘦）	2.9
	猪肉（瘦）	1.9
	鸡腿肉	4.5
	鸡胸肉	3.2
	鸭肉（绿头鸭肉）	3

食物的碘含量　（μg / 100 g 可食用部分）

三、碘盐和普通食盐相比有什么区别？

除了食物，碘盐也是膳食补碘的主要来源。那么，加碘盐和未加碘的普通食盐相比，又有什么区别呢？普通食盐每 1g 含钠 350mg，而碘盐为每 1g 含钠 390mg，含碘 25μg。按照中国《食用盐碘含量》标准，每天摄入 5g 食盐，烹调损失率按 WHO 等国际组织推荐的 20% 计算，每天从加碘盐中可摄入碘 100μg，加上饮水和食物中摄入的碘，则能达到一般人群碘推荐摄入量（每天 120μg），但需注意，高碘地区的居民不需选择碘盐补碘，比如我国的水源性高碘地区有天津、河北、山西、江苏、山东、河南及陕西等地。

要结合自身的碘摄取情况，决定是否该吃碘盐

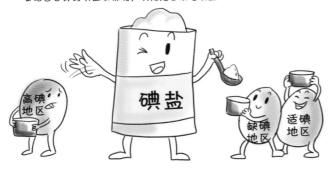

四、服用治疗甲亢或甲减药物时，饭前饭后要分清

1. 目前治疗甲状腺功能亢进症（简称甲亢）最常用的是甲巯咪唑和丙硫氧嘧啶。

药名	服用时间	起效时间	总疗程
甲巯咪唑 丙硫氧嘧啶	饭后服用	规律服药 4 周以后	一般 1～1.5 年

因为饭后胃液酸度减少，在这个条件下适合上述药物的吸收；且可使药物与食物一起蠕动，对胃部刺激较小，所以推荐饭后服用。

2. 目前治疗甲状腺功能减退症（简称甲减）的药物主要是甲状腺激素制剂，如左甲状腺素钠、碘塞罗宁、甲状腺素片等。

药名	服用时间	原因
左甲状腺素钠 碘塞罗宁 甲状腺素片	晨起空腹服用，若不良反应多或剂量大，可分次服用	左甲状腺素钠与食物同服其吸收率只有约 64%，而空腹状态下可达到 80%，故与食物同服可能会影响这些甲状腺激素制剂的吸收。推荐空腹服用该类药物

别让饮食影响了药物的疗效
食物与药物的"相爱相杀"

除了关注上述甲状腺疾病的治疗药物外，有些本身含有"隐形碘"的药物也值得关注，主要包括以下几类：①含碘造影剂；②胺碘酮；③含碘含片（西地碘含片）；④部分消肿散结的中成药，如夏枯草颗粒、消乳散结胶囊等。

碘是人体不可缺少的必需微量元素，人体摄入的碘不足或是过量，都会对人体造成伤害，虽然缺碘造成的危害更大，但是补碘过量同样不可取，必须适量。甲状腺疾病病因复杂多样，需要根据医生建议利用食物和药物进行"补碘"或"限碘"。科学补碘，才能让身体更好一点。

青海省人民医院：辛雅雯、张明霞

8

维生素 B 族和这些食物不宜一起吃

关键信息

1. 维生素 B 族必须每天补充，多余的维生素 B 族不会贮藏于体内，而会完全排出体外。

2. 维生素 B 族之间有协同作用，一次摄取全部维生素 B 族，要比分别摄取效果更好。维生素 B_1、B_2、B_6 按 1：1：1 的比例摄取，协同作用效果更好。

3. 补充维生素 B 族期间不宜食用的食物有文蛤、蚬类、生鸡蛋、含硼元素的食物、含咖啡因的饮料和酒类。

4. 维生素 B 族是水溶性维生素，它怕光、怕水、怕热（多在 80℃下被破坏）、怕氧化。

5. 摄入过多的糖类、脂肪会促进维生素 B 族的代谢；生活节奏快、压力大、熬夜多也会消耗大量的维生素 B 族。

我们通常所说的"维生素 B"其实是一个总称，准确叫法应该是"维生素 B 族"，这一"家族"人丁兴旺，有众多兄弟姐妹。如今公认的人体必需的维生素 B 主要有 8 种，即维生素 B_1（硫胺素）、维生素 B_2（核黄素）、维生素 B_3（烟酸）、维生素 B_5（泛酸）、维生素 B_6（吡哆醇）、维生素 B_{12}（氰钴胺）、维生素 B_9（叶酸）、维生素 B_7（生物素）。由于它们有很多共同特性（如都是水溶性、都是辅酶等）以及需要相互协同而发挥作用，因此被归类为一族。维生素 B

在很多种食物中都可以被找到，大多数人通过饮食即可获得充足的维生素 B。然而因为受到年龄、怀孕、饮食、医疗条件、遗传、药物和酒精等因素的影响，有些人需要额外补充维生素 B。

一、缺乏维生素 B 会有哪些表现？

维生素 B 族是一大类维生素，每一种对人体有不同的作用，每一种都有重要的意义，缺少其中一种，身体都会有反应。比如食欲变差、舌头溃疡、皮肤暗淡，总是感到疲倦，没有足够的精力去投入工作和生活，并且还时常感觉烦躁，这可能就是身体给你的信号，提醒你需要补充维生素 B。但我们也要合理地补充，注意不要过量。

维生素 B	缺乏的表现	过量的表现
维生素 B_1	①神经系统反应（干性脚气病）；②心血管系统反应（湿性脚气病）；③韦尼克脑病；④多发神经炎性精神病	过敏反应或过敏性休克
维生素 B_2	①咽喉炎、口角炎、舌炎、唇炎，面部脂溢性皮炎、躯干和四肢皮炎；②贫血和神经系统症状；③角膜血管增生；④白内障、阴囊炎、阴道炎	大量服用后尿呈黄色，偶见过敏反应，罕见类甲状腺功能亢进

别让饮食影响了药物的疗效
食物与药物的"相爱相杀"

维生素 B	缺乏的表现	过量的表现
维生素 B₃	手背、足背、手腕等地方出现绯红发痒、红斑，之后转为红褐色，伴有疱疹及表皮破裂，然后结痂，色素沉着，皮肤变得粗糙并有鳞屑	脸部和肩膀容易发红，出现头痛、瘙痒症状，以及胃部不适。严重过量则会出现口腔溃疡、糖尿病和肝脏受损的病症
维生素 B₆	①皮肤症状：眼、鼻和口部皮肤出现脂溢样皮肤损害，伴有舌炎和口腔炎；②神经系统症状：周围神经炎伴有关节肿胀和触痛，特别是腕关节肿胀	大量长期服用可引起严重神经感觉异常
维生素 B₁₂	血液疾病如贫血、白细胞或血小板减少等，还会引起外周神经、脊髓中枢神经、颅神经和脑神经脱髓鞘	出现哮喘、荨麻疹、湿疹、面部浮肿、寒战等过敏反应，也可能出现神经兴奋、心前区痛和心悸

二、常见补充维生素 B 的食物有哪些?

因为过于精细的饮食和过度烹饪会导致现代人缺乏维生素 B，所以出现以上症状时先别急，可以通过饮食来补充，同时在医生的指导下服用相应的维生素 B 补充剂来治疗。维生素 B 族是一个大家庭，有许多共同点，需要相互合作，单独摄取其中一个或几个也将导致维生素 B 的补充不均衡。因此，补充维生素 B 时应注意全面摄取，不能只吃一种或几个类型。

维生素	食物补充来源
维生素 B₁	小麦胚芽、猪肉、羊肉、大豆、花生、火腿、黑米以及动物的内脏等
维生素 B₂	禽类、鱼类、鸡蛋、番茄、花生、扁豆、西蓝花、菜花等
维生素 B₃	动物内脏、花生、酵母及谷类等
维生素 B₆	鸡肉、鸭肉、鱼肉、肝脏、豆类、坚果、蛋黄、香蕉、卷心菜、菠菜等
维生素 B₁₂	动物内脏、鸡蛋、猪肉、羊肉、牛肉、鸡肉、奶制品等

三、补充维生素 B 期间不宜食用的食物有哪些?

1. 文蛤、蚬类 这一类的食物含有分解维生素 B₁ 的物质。

2. 生鸡蛋 生鸡蛋中的蛋白含有一种卵白素，会与生物素结合，影响吸收，所以吃鸡蛋最好是把蛋白煮熟。

3. 含硼元素的食物 硼元素与人体内的消化液相遇后，若再与维生素 B₆ 结合，就会形成络合物，从而影响维生素 B₆ 的吸收和利用。因此，服用维生素 B₆ 时应忌食含硼食物。含硼丰富的食物有黄瓜、胡萝卜、茄子等。

4. 含咖啡因的饮料　咖啡因会刺激神经及肾上腺素分泌，不仅会消耗体内现存的维生素B，而且连刚刚吃下去的维生素B也会被破坏。

5. 酒类　酒精会影响肠胃对维生素 B_1、B_6 以及泛酸和叶酸的吸收，且代谢酒精也需要这些维生素的帮忙，所以喝酒会影响维生素吸收。

四、还有哪些因素会影响维生素B的摄入？

维生素B是水溶性的，它怕光、怕水、怕热（多在80℃下被破坏）、怕氧化，如储存或服用不当，会影响维生素B的摄入。在日常生活中摄入过多的糖类、脂肪也会促进维生素B的代谢，从而减少维生素B的吸收。生活节奏快、压力大、熬夜多都需要消耗大量的维生素B，容易导致维生素B缺乏。

另外，口服避孕药中的成分会干扰维生素 B_6 及泛酸的代谢及吸收。由于碱性物质会破坏维生素 B_1，所以应避免与含有碳酸氢钠的肠胃药共同服用。

总之，日常生活中补充维生素B对人体的健康是有很多好处的，但是也不要一次性补充过多，如果服用维生素B过量对身体也会产生副作用，因此如果需要补充维生素B制剂，最好能咨询一下专业医师。

蚌埠医学院第一附属医院：黄莹莹

别让饮食影响了药物的疗效
食物与药物的"相爱相杀"

9

叶酸和这些食物一起吃更健康

关键信息

1. 叶酸的吸收和代谢与多种食物相关，为保证药效，在服用叶酸的同时应戒酒、少食富含维生素 C 的瓜果蔬菜、少饮或不饮茶、忌辛辣和刺激性食物。

2. 维生素 B_{12} 能够促进叶酸的吸收，建议在服用叶酸的同时食用富含维生素 B_{12} 的食物。

3. 铁和叶酸同时补充对于贫血人群效果更好。

4. 叶酸的补充以食补为主，不可盲目药补。

叶酸是一种水溶性维生素，也叫维生素 B_9，因绿叶中含量十分丰富而得名。叶酸是促进胎盘形成，保证宝宝正常发育、智力健康的关键角色，缺乏叶酸可引起巨幼红细胞贫血以及白细胞减少症，对准妈妈尤其重要。但是叶酸虽好，吃多了也会中毒，导致厌食、恶心、腹胀等胃肠道症状，出现黄色尿。因此，在服用叶酸的时候也得注意饮食，适当"忌口"。

一、服用叶酸时，请远离下列饮食！

1. **酒精** 酒精会影响叶酸的吸收，并且会进一步地将体内所储存的叶酸排出，同时降低肠道对于叶酸的吸收力。不喝酒就是保护胎儿、保护自己，所以为了宝宝的健康发育，美丽的准妈妈们还是最好远离酒精。

2. **富含维生素 C 的食物** 大量的维生素 C 会抑制叶酸在胃肠道吸收，加速叶酸的排出。因此富含维生素 C 的樱桃、番石榴、红椒、黄椒、柿子、青花菜、芥蓝菜花、猕猴桃、山楂、鲜枣、芒果、柚子、橘子、橙子、柠檬和草莓等在准妈妈服用叶酸期间应注意适量，不能贪吃。

3. 茶　吃叶酸时最好不要喝茶，因为茶叶中含有鞣酸，鞣酸可能会破坏体内的叶酸吸收。所以，服用叶酸的同时喝茶容易导致药效降低。对于怀孕的准妈妈来说本身就要少喝茶，就算要喝也建议喝淡茶，并且和叶酸服用间隔至少半小时以上，否则吃了叶酸也不能预防胎儿神经管畸形。

4. 辛辣刺激或油腻食物　服用叶酸时，一般医生会建议不要同时吃辛辣刺激或油腻食物，这是从其吸收率考虑的。辛辣刺激或油腻食物会干扰叶酸的吸收，所以，为了服下的叶酸能

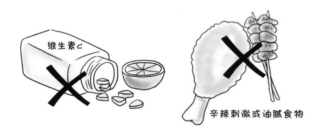

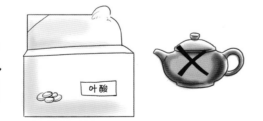

够正常吸收和发挥作用，暂时告别麻辣烫和红油火锅吧！

二、哪些食物是叶酸的"好朋友"？

世界卫生组织统计：全球约 40% 的孕妇都存在贫血现象，其中一半是因为缺铁，而另外一半则是缺乏叶酸等维生素，国际著名医学杂志《柳叶刀》上也有类似的报道。孕期贫血会增加早产、母胎死亡率和感染性疾病的风险，甚至会影响新生儿远期生长。"打虎亲兄弟，上阵父子兵"，对于有贫血风险的准妈妈，除了补充叶酸外，铁的补充也同样很重要。叶酸和铁的完美结合能够保障新生命的健康孕育，富含铁的猪肝、猪血、瘦肉、木耳、菠菜、葡萄和桃子等，可以在补充叶酸的同时适量补充，坚持两手抓，两手都要硬！

维生素 B_{12} 是叶酸的"好朋友"，它可以帮助叶酸吸收，准妈妈在服用叶酸的同时，可以食用富含维生素 B_{12} 的动物肝脏、肾脏，肉类如牛肉、猪肉、鸡肉、鱼肉，蛤类和蛋制品等。叶酸和维生素 B_{12} 的关系可以用一句老话概括："吃肉不吃蒜，香味少一半！"

别让饮食影响了药物的疗效
食物与药物的"相爱相杀"

富含叶酸的50种食物 (每100g 的叶酸含量)

酵母（干）	1607.1	鸡蛋（均值）	113.3	西瓜子（熟）	223.4	莲子（干）	88.4
绿豆	393	核桃（鲜）	102.6	香菜	148.8	豆奶粉	86.5
苋菜（绿）	330.6	结球甘苣	95.9	南瓜子（熟）	143.8	怪味胡豆	81.9
羊肝	226.5	蒜苗	90.9	黄豆	130.2	油菜心	66.6
芦笋（紫）	150.9	赤小豆	87	茴香	120.9	苋菜（紫）	419.8
芦笋（绿）	145.5	豌豆	82.6	紫菜（干）	116.7	猪肝	335.2
香菇（干）	135	辣椒（青、尖）	69.4	豌豆（花）	113.7	葵花籽（奶油香瓜子）	238.4
樱桃萝卜缨	122.2	鸡肝	1172.2	蘑菇（干）	110	鸡毛菜	165.8
奶白菜	116.8	黄豆粉	392.2	盖菜	101	腐竹	147.6
茼蒿	114.3	葵花籽（熟）	304.5	白笋（干）	95.8	奶油五香豆	141

鸭蛋	125.4
榴莲	116.9
番杏	116.7
羽衣甘蓝	113.4
花生仁（生）	107.5
乌塌菜	96.8
豆奶粉	92.2
菠菜	87.9
娃娃菜	86.4
山核桃（熟）	69.8

三、叶酸该怎么补？

专家建议，补充叶酸首先应食补。食物中摄取的量不足时可在医生或药师的指导下，以药物的形式补充。只要合理饮食，大部分人都能从膳食中获得充足的叶酸。

蔬菜贮藏2～3天后叶酸可损失50%～70%，煲汤等烹饪方法会使食物中的叶酸损失50%～95%，盐水浸泡过的蔬菜，叶酸的成分也会损失很大。而且遗传体质的差异可导致机体对叶酸利用能力的差异化，因此，叶酸补充应因人而异，补充过多或不足都不利于胎儿和孕妇健康，一定要结合自身情况适量补充，如果不好把握应及时去医院寻求医生和药师的帮助。

蚌埠医学院第一附属医院：许健

别让饮食影响了药物的疗效
食物与药物的"相爱相杀"

10

钙剂和菠菜不能同吃，是真的吗？

牛奶和奶制品，豆类和豆制品，小油菜和小白菜。

5. 通过食物来获取尽可能多的钙比单纯服用钙片补钙效果更佳。

6. 适当运动，多晒太阳，我们可以通过饮食和生活方式调整来获取更多的钙。

关键信息

1. 菠菜、牛皮菜等食物草酸含量高，理论上同钙剂一起服用会形成草酸钙结晶导致结石，但在烹饪时经过焯水后会大大减少其草酸含量，同服钙剂影响不大。

2. 不要因为怕得肾结石就放弃高草酸食物，更不要放弃绿色蔬菜。

3. 除了菠菜，盐、咖啡、可乐、烟、酒、茶等饮食也可影响钙吸收。

4. 可适当多摄入含钙量多的饮食，如

菠菜中的草酸含量较其他蔬菜更高，而草酸可与钙离子结合成一种难溶性结晶——草酸钙。由于草酸钙是肾结石中的主要成分，很多人担心常吃菠菜等绿色蔬菜，或者在补钙的时候吃菠菜会导致肾结石，真的会这样吗？

一、多吃高草酸食物易得结石？除了菠菜，还有什么是高草酸食物？

高草酸食物理论上可让体内草酸水平变高，草酸在肾脏循环时可与钙结合形成结石，但是并没有可靠的研究数据证明多吃高草酸食物就

别让饮食影响了药物的疗效
食物与药物的"相爱相杀"

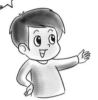

可以，菠菜营养丰富，焯水后炒来吃可以促进钙吸收。

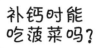

补钙时能吃菠菜吗？

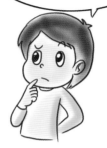

不能，菠菜含草酸高可与尿中的钙结合成草酸钙，导致肾结石。

不能，菠菜含草酸，会结合成草酸钙，导致肚子疼。

更容易得肾结石。因为食物中的草酸未必都能到达尿和血中，它可能在烹煮的时候被清除了，也可能在胃肠道跟别的物质结合了。而人体的另外一种结石——胆结石是胆固醇类物质，与草酸钙无关。

除了菠菜，苋菜、竹笋、韭菜、苦瓜、茭白、黄豆、可可豆、咖啡、巧克力、花生等食物中草酸含量较高；而小油菜、小白菜、芥蓝、芥菜、油麦菜等蔬菜中草酸含量非常少。一般来说，带有明显涩味的蔬菜草酸含量较高。

二、吃高草酸食物会影响钙吸收吗？

食物中的草酸可与钙结合，从而影响钙的吸收。但不代表吃草酸含量高的食物钙吸收就会变少，比如芫荽（香菜）和芹菜，虽然所含草酸较高，但它们的钙含量也高，因此理论上计算可利用的钙相对较高。如果要减少食物中草酸对钙的影响，可焯水后再炒或煮。而且高草酸食物焯水去除大部分草酸后，它所含的其他维生素及钾、镁等营养成分还有利于钙的吸收。所以，不要因为担心草酸会形成结石就放弃了高草酸食物。

常见蔬菜中草酸和钙的含量表

食物/100g	草酸含量/mg	钙含量/mg	理论上可利用的钙量/mg	食物/100g	草酸含量/mg	钙含量/mg	理论上可利用的钙量/mg
菠菜	606	102	-147	葱	115	95	44
牛皮菜	471	64	-145	茼蒿	106	108	61
芹菜	231	181	79	土豆	99	149	99
芫荽	231	252	150	芋头	63	73	45
韭菜	162	105	34	大白菜	60	67	38
蒜苗	151	105	38	蒜	42	65	44
小白菜	133	159	100				

三、哪些饮食可影响钙的吸收？

1. 盐　因为盐中的钠和钙的排泄联系紧密，吃太多盐的话可让钙排泄加快。

2. 咖啡　长期饮用咖啡（每天 2 杯以上），可增加钙的排出，也可减少肠道对钙的吸收。

3. 茶　茶可影响钙的吸收，增加钙的排出。

4. 可乐　可乐含的咖啡因可影响钙的吸收，增加钙的排出。

5. 吸烟　吸烟可让钙丢失增加，钙吸收减少。

6. 酒　长期过量喝酒可影响肠道对钙的吸收，抑制钙转化。

四、吃哪些食物有利于补钙？

有人说骨头汤补钙，但其实骨头汤里面可吸收的钙非常少，如果不去除油层的话，还容易长胖。

别让饮食影响了药物的疗效
食物与药物的"相爱相杀"

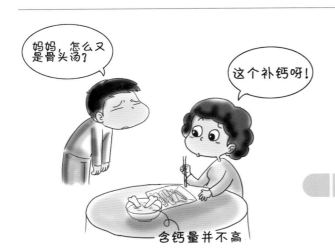

妈妈，怎么又是骨头汤？

这个补钙呀！

含钙量并不高

也有人说，虾皮补钙，但实际上，虾皮的钠含量高，不仅不能补钙，反而影响血压。那补钙时吃什么食物更好呢？下面为您总结了常见食物钙的含量。

五、补钙会增加得结石的风险吗？

如果吃钙片过多，可能会增加肾结石发生的可能性。而多吃富含钙的天然食品，适当控制

常见食物钙含量一览表

食物种类	食物		100g可食部分钙量/mg	食物种类	食物		100g可食部分钙量/mg
奶制品	奶酪		799	水产品	河虾		325
	全脂牛奶粉		676		海参（水泡）		240
	酸奶		118		牡蛎		131
豆类、豆制品	豆腐干		308	坚果	黑芝麻		780
	黄豆		191		花生		284
	豆腐		164		杏仁		141

别让饮食影响了药物的疗效
食物与药物的"相爱相杀"

蛋白质和钠的摄入，选择合适的烹煮方式（如将蔬菜焯水后再炒），则可降低肾结石发生的可能性。所以，多吃绿叶蔬菜，通过食物来获取尽可能多的钙比单纯服用钙片的补钙效果更佳。

六、怎么样合理补钙?

▲ 清晨和临睡前各吃一次钙剂为好，如果是每日 3～4 次服钙剂，建议餐后 2 小时后服用，以减少食物对钙剂的影响。对于有胃病或者胃酸分泌不足者，建议饭后立即服用钙剂。如果

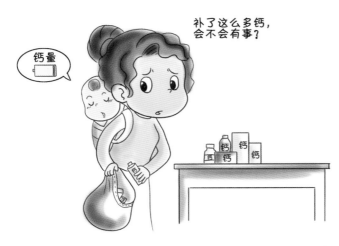

补了这么多钙，会不会有事？

钙量

长期服钙剂，建议间歇性地进行，例如吃 2 个月停 1 个月，依此循环，减少高钙血症或者高钙尿症的发生。

▲ 维生素 D 有利于促进钙吸收，一般建议在补钙的同时服用维生素 D。

▲ 如果已经患有骨质疏松，除了补钙和补充维生素 D，还应该在医生的指导下使用其他预防和治疗骨质疏松的药物，如阿仑膦酸钠等。

▲ 如果是 18～49 岁的健康人，每天喝300ml 牛奶，多吃含钙高的食物，适当运动，多晒太阳，尽可能通过饮食和生活方式的调整来获取足量的钙，可减少额外补充钙剂。

▲ 补钙不是越多越好。健康人每日补钙剂量一般不宜超过 1 000mg，每日补钙的剂量以元素钙 500～600mg（具体含钙量可看外包装规格项，一般成人药用钙片规格为 600mg/ 片）比较适合中国成年人群预防骨质疏松症。如果需要补充更多剂量的钙，建议在药师或医生的指导下，分成多次服用为宜。

南方医科大学第三附属医院：冯焕村

别让饮食影响了药物的疗效
食物与药物的"相爱相杀"

11

异烟肼和鱼不能同吃，是真的吗？

看到题目是不是很好奇，为什么异烟肼会和鱼扯到一起？异烟肼是用于抗结核的一线药物，抗结核治疗疗程较长，而且需要长期服用。服用异烟肼类药物时是不能吃鱼的，这是为什么呢？因为鱼类属于富含组氨酸的食物，组氨酸进入人体内通过脱酸酶转化成组胺，正常情况下，这些组胺可以通过一个叫单胺氧化酶的物质处理，排出体外。但异烟肼恰恰属于单胺氧化酶抑制剂，它可以阻断组胺这个代谢过程，使体内的组胺出现蓄积。如果蓄积的量足够，甚至可以发生组胺中毒。如果不小心吃了鱼，组胺中毒该怎

关键信息

1. 鱼类富含组氨酸，服用异烟肼期间食用鱼类，易引起组胺蓄积中毒。

2. 富含组胺酸的鱼类主要有青皮红肉海鱼及不新鲜的鱼类。

3. 除了异烟肼，服用其他具有类似药理作用的单胺氧化酶抑制剂时也应注意，以防组胺蓄积中毒。

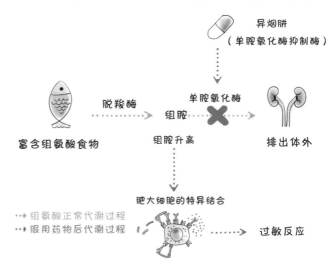

异烟肼
（单胺氧化酶抑制酶）

富含组氨酸食物 —脱羧酶→ 组胺 —单胺氧化酶✗→ 排出体外

组胺升高

肥大细胞的特异结合 ┈→ 过敏反应

•┈→ 组氨酸正常代谢过程
•─→ 服用药物后代谢过程

别让饮食影响了药物的疗效
食物与药物的"相爱相杀"

么办？除了异烟肼，是否还有其他药物不能和鱼同吃呢？

一、组胺中毒会出现什么症状？如果出现不适，该怎么做？

组胺的堆积可以引起体内一系列生物学效应，轻者表现为恶心、头晕、头痛、眼结膜充血等；重者可见颜面潮红、心悸不适、口周麻木感，以及呕吐、腹泻、喉头水肿、呼吸困难等过敏症状，甚至出现低血压、心律失常等。

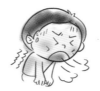

呼吸困难、心悸不适　　　瘙痒、荨麻疹

嘴部肿胀、发红、喉部瘙痒　　腹泻、呕吐

重度中毒症状

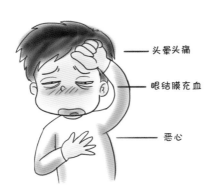

头晕头痛

眼结膜充血

恶心

轻度中毒症状

组胺对人的中毒量为 1.5mg/kg 体重，当鱼体内组胺含量超过 200mg/100g 即可引起人中毒。组胺中毒的发病快慢和严重程度因人而异，有的人发病较快，潜伏期一般为数分钟至数小时，恢复也较快，最短只有 5 分钟左右，长者达 4 小时左右。但是敏感体质的人群，症状会比较严重。

轻度中毒只要停止食用富含组氨酸的鱼类即可自行缓解，必要时需要催吐，之后可服氯苯那敏、苯海拉明等抗过敏药物缓解症状。不能自行缓解或严重者应立即送医院，并提供详细的进食情况，以便医生能够快速诊断并进行对症处理。

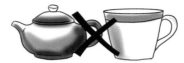

饮茶或咖啡

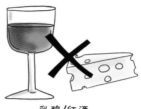

乳酪/红酒

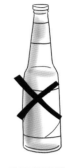

饮酒及酒精饮料

二、哪些鱼富含组氨酸？

1. 海产鱼　富含组氨酸的鱼类主要是一类叫青皮红肉鱼的海产鱼，如马鲛鱼、金枪鱼、沙丁鱼、鲅鱼、秋刀鱼等。

2. 河产鲤鱼、腌鱼　也含较高组胺。

3. 不新鲜的鱼　若鱼体遭到细菌污染，鲜度降低，组氨酸就会在细菌的作用下产生大量组胺。

注：我国食品安全国家标准《鲜、冻动物性水产品》（GB 2733—2015）规定"高组胺鱼类每100g的组胺含量不得超过40mg，非高组胺鱼类每100g中组胺含量不得超过20mg。"

三、服用异烟肼除了不能吃鱼，还有其他忌口吗？

1. 酒　服用异烟肼时饮酒，易诱发该药的肝脏毒性，并加速该药的代谢，因此服药时应避免饮酒及酒精饮料。

2. 茶或咖啡　茶含有咖啡因和茶碱，可与本药发生协同作用造成过度兴奋、血压升高。咖啡含有咖啡因，因此也不宜饮用。

3. 乳酪或红酒　食用乳酪、红酒后服用异烟肼可引起心悸、头痛，严重者可出现面部潮红等组胺中毒反应。

四、除了异烟肼，服用哪些药物时应尽量避免食用富含组胺酸的食物？

除了异烟肼，服用其他属于单胺氧化酶抑制剂类药物，以及有类似原理的药物时，都应尽量避免食用如海鱼等富含组胺酸的食物。常见药物见下表。

别让饮食影响了药物的疗效
食物与药物的"相爱相杀"

分类	药物
抗抑郁药	苯乙肼、吗氯贝胺、异丙肼
抗帕金森药	司来吉兰
降压药	帕吉林
抗菌药	呋喃唑酮、异烟肼、灰黄霉素
麻醉药	普鲁卡因

青海省人民医院：辛雅雯

12

尿酸高，要注意这些食物和药物

关键信息

1. 尿酸是体内嘌呤的排出形式。

2. 高尿酸血症不等同于痛风。

3. 有些食物和药物都可以导致尿酸升高。

4. 要根据检查和医生确诊高尿酸类型，再选择药物。

5. 在服用降尿酸药物的同时应避免选择富含嘌呤的食物，或在烹饪方法上巧妙处理如浸泡、焯水等。

别让饮食影响了药物的疗效
食物与药物的"相爱相杀"

随着痛风发病率的逐渐增高，"嘌呤""尿酸"这些词汇逐渐被人们所熟知。痛风各个年龄段均可能发病，男性发病率高于女性。痛风患者经常会在夜晚出现突然性的关节疼，发病急，关节部位可出现严重的疼痛、水肿、红肿和炎症。当疼痛发作时，患者会在半夜熟睡中疼醒，有患者描述疼痛感类似于大脚趾被火烧一样。痛风、嘌呤、尿酸之间到底有什么关系？得了痛风，面对药物和食物，又该如何选择呢？

一、尿酸和嘌呤之间有什么关系？

其实嘌呤跟我们关系很密切，有 80% 左右的嘌呤存在于我们体内，这部分称为内源性嘌呤，剩余 20% 左右来源于食物摄取，这部分称为外源性嘌呤。这些嘌呤在体内一部分用于生命所需，其余的经过肝脏转化成尿酸排出体外，其中 70% 左右通过肾脏排出，30% 左右通过肠道排出体外。简单来说，二者的关系是：

人体内的嘌呤是以尿酸的形式排出体外的。

二、人的血液里为什么会出现高尿酸呢？高尿酸和痛风是一个意思吗？

关于血尿酸水平男性和女性标准不同，男性体内正常尿酸为 178～416μmol/L，而女性体内正常尿酸为 148.5～357μmol/L。尿酸在体内有"一产一排"这两个过程，生成尿酸过多和排泄尿酸过少都会引起体内血尿酸水平升高。所以最好先根据检查和医生确诊自己属于哪种情况，然后再针对自己的情况选择相应的策略。

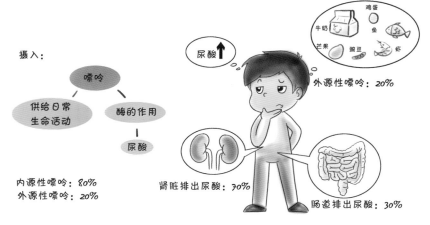

摄入：
嘌呤
供给日常生命活动
酶的作用
尿酸
内源性嘌呤：80%
外源性嘌呤：20%

尿酸↑
鸡蛋
牛奶
鱼
芒果
胸豆
虾
外源性嘌呤：20%
肾脏排出尿酸：70%
肠道排出尿酸：30%

别让饮食影响了药物的疗效
食物与药物的"相爱相杀"

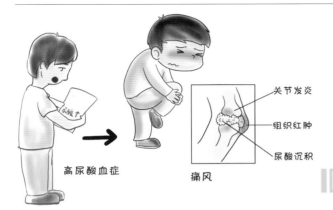

关节发炎

组织红肿

尿酸沉积

高尿酸血症

痛风

痛风还需伴有尿酸钠晶体沉积和／或痛风性骨侵蚀，或者经降尿酸药物规律治疗后尿酸水平仍超过正常范围等，约 10% 的高尿酸血症会引发痛风。

三、注意：引起尿酸升高的除了食物还有药物

当人体尿酸水平超标后，我们就称之为高尿酸血症，但仅仅尿酸超标还不能称为痛风，

长期食用富含嘌呤的食物可引起高尿酸，常见富含嘌呤的食物有：

常见高嘌呤食物	菌藻类		
		紫菜	415mg/100g
		香菇（干，花菇）	357mg/100g
		干茶树菇	293mg/100g
		海苔	249mg/100g
		干姬松茸	226mg/100g
		干猴头菇	178mg/100g
		干木耳	166mg/100g
	畜肉类及制品	熟鹅肝	408mg/100g
		熟鸭肠	346mg/100g
		熟猪肥肠	296mg/100g
		猪肝	275mg/100g
		猪肺	272mg/100g
		熟猪肚	252mg/100g

鱼虾蟹贝类		
干虾仁	345mg/100g
生蚝	282mg/100g
扇贝	237mg/100g
熟江虾	265mg/100g
泥鳅鱼	247mg/100g
小龙虾	174mg/100g
三文鱼	168mg/100g
熟河鲈鱼	165mg/100g
熟草鱼	162mg/100g

干豆类及制品		
蚕豆	307mg/100g
黄豆	218mg/100g
绿豆	196mg/100g
腐竹	160mg/100g
豆皮	157mg/100g

别让饮食影响了药物的疗效
食物与药物的"相爱相杀"

需注意：虽然高嘌呤食物主要集中在菌藻类、畜肉类、鱼虾蟹贝类、干豆类及制品这四类食物，但这四类食物中还是有部分嘌呤含量很低的食物，可以根据嘌呤含量做适当选择。

建议限制食用：

1. 高嘌呤含量的动物性食品，如牛肉、羊肉、猪肉等。

2. 鱼类食品。

3. 含较多果糖和蔗糖的食品。

4. 各种含酒精饮料，尤其是啤酒和蒸馏酒（白酒）。总体饮酒量男性每日不宜超过 2 个酒精单位，女性每日不宜超过 1 个酒精单位（1 个酒精单位约合 14g 纯酒精）。1 个酒精单位相当于 ABV12% 的红葡萄酒 145ml、ABV3.5% 的啤酒 497ml 或 ABV40% 的蒸馏酒 43ml，其中 ABV 是 alcohol by volume 缩写，代表酒中含乙醇的体积百分比。

建议避免食用：

应避免食用肝脏和肾脏等动物内脏，贝类、牡蛎和龙虾等带甲壳的海产品，以及浓肉汤和肉汁等。对于急性痛风发作、药物控制不佳或慢性痛风石性关节炎的患者，还应禁用含酒精饮料。

还有一些药物也能引起高尿酸，常见的药物见下表。

分类	药物
利尿剂	呋塞米、托拉塞米、氢氯噻嗪
喹诺酮类	诺氟沙星、环丙沙星
抗血小板药	阿司匹林
抗结核药	乙胺丁醇
糖皮质激素	地塞米松、泼尼松
免疫抑制剂	环孢素

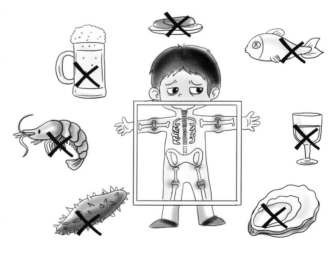

别让饮食影响了药物的疗效
食物与药物的"相爱相杀"

建议选择的饮食有：

脱脂或低脂乳类及其制品，每日300ml

蛋类，鸡蛋每日一个

足量的新鲜蔬菜，每日应达到500g或更多

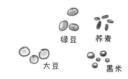

绿豆　荞麦
大豆　黑米

鼓励摄入低升糖指数的谷类食物

充足饮水（包含茶水和咖啡等），每日至少2 000ml。

下页两个表格分别介绍了动物性食物和植物性食物嘌呤含量，可供您饮食参考。

根据尿酸的"一产一排"途径，降尿酸药物可分为抑制尿酸生成和促进尿酸排泄两类。

抑制尿酸生成	促进尿酸排泄
别嘌醇 非布司他	苯溴马隆 丙磺舒 尿酸酶

降尿酸饮食小建议：

√ **充足饮水**。每日饮水要在2 000ml以上，尿量增加了，尿酸才更容易排出去。

√ **不能用果汁和酒代替水的摄入**。因果汁含大量糖分，果糖的增多可以减少尿酸排泄。酒中含有嘌呤，不同类型的酒，嘌呤含量不同。

√ **吃肉不喝汤**。因嘌呤可以溶于水，所以长时间炖煮的食物嘌呤含量高。海产品、肉类及高嘌呤植物性食物煮后弃汤可减少嘌呤量。

√ **能选湿的，不要干的**。干的菌藻类嘌呤含量都较高，但新鲜的蘑菇以及水发后的木耳嘌呤含量都明显降低。新鲜的菌类更适合做美味佳肴。

√ **减肥，要慢慢来**！慢慢减脂，不快速减重。快速消耗脂肪可产生大量酮体，酮体的酸性可影响尿酸排出。

动物性食物嘌呤含量

食物名称	嘌呤含量/(mg/kg)	食物名称	嘌呤含量/(mg/kg)
鸭肝	3 979	河蟹	1 470
鹅肝	3 769	猪肉（后臀尖）	1 378.4
鸡肝	3 170	草鱼	1 344.4
猪肝	2 752.1	牛肉干	1 274
牛肝	2 506	黄花鱼	1 242.6
羊肝	2 278	驴肉加工制品	1 174
鸡胸肉	2 079.7	羊肉	1 090.9
扇贝	1 934.4	肥瘦牛肉	1 047
基围虾	1 874	猪肉松	762.5

别让饮食影响了药物的疗效

食物与药物的"相爱相杀"

植物性食物嘌呤含量

食物名称	嘌呤含量/(mg/kg)	食物名称	嘌呤含量/(mg/kg)
紫菜（干）	4 163.4	豆浆	631.7
黄豆	2 181.9	南瓜子	607.6
绿豆	1 957.8	糯米	503.8
榛蘑（干）	1 859.7	山核桃	404.4
猴头菇（干）	1 776.6	普通大米	346.7
豆粉	1 674.9	香米	343.7
黑木耳（干）	1 662.1	大葱	306.5
腐竹	1 598.7	四季豆	232.5
豆皮	1 572.8	小米	200.6
红小豆	1 564.5	甘薯	186.2
红芸豆	1 263.7	胡萝卜	132.3
内酯豆腐	1 001.1	菠萝	114.8
花生	854.8	白萝卜	109.8
腰果	713.4	木薯	104.5
豆腐块	686.3	柚子	83.7
水豆腐	675.7	橘子	41.3

青海省人民医院：辛雅雯

别让饮食影响了药物的疗效
食物与药物的"相爱相杀"

13

血钾异常，要注意这些食物和药物

服用钾制剂的人群有哪些？

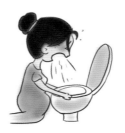

呕吐人群
（尤其剧烈妊娠反应的孕妇）

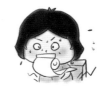

腹泻人群
（大量频繁腹泻患者）

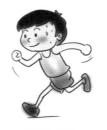

运动人群
（大量汗液流失人群）

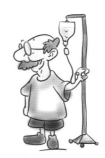

服用排钾药物的人群

关键信息

1. 血钾异常会引起疲乏无力、心律失常等症状，应引起重视。

2. 有些药物可引起血钾升高或降低，如螺内酯、呋塞米等。

3. 在服用补钾和保钾药物的同时应避免选择富钾食物（如香蕉、土豆等），或在烹饪方法上巧妙处理，如浸泡、焯水等。

健康人血钾浓度为 3.5～5.5mmol/L。钾的含量虽少，但是却扮演了一个非常重要的角色。钾和心脏健康密切相关，钾离子是维持心肌正常功能的一种离子，心肌细胞内外的钾离子浓度是否适宜关系到心肌能否维持正常的自律性、传导性和兴奋性。血钾浓度过高或者过

别让饮食影响了药物的疗效
食物与药物的"相爱相杀"

低都会引起人的不舒服，严重的还可能造成生命危险。钾在食物中分布很广，日常膳食中一般不会缺钾，但对于大量出汗、服用利尿剂或慢性腹泻等人群，可能需要额外补钾。为避免血钾异常，饮食和用药有哪些注意呢？下面我们就一起来看看。

一、血钾异常有哪些症状？

高血钾最常见的症状是疲乏无力，严重者可出现嗜睡、昏迷、心律失常甚至导致心搏骤停危及生命。

血钾过低时，则可出现四肢肌肉软弱无力、恶心呕吐、精神萎靡、心律失常、代谢性碱中毒，严重时还可出现四肢肌肉软瘫，肌腱反射迟钝或消失，呼吸困难甚至窒息等。

如出现上述症状，就要警惕是否与血钾异常相关。如果怀疑自己血钾异常，可以去医院化验血生化指标，切勿自己判断，一定要由医生确诊血钾是否异常，遵从医嘱服药饮食。

高钾表现

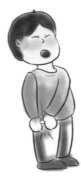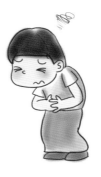

肌肉痉挛导致肌无力
肌麻痹
嗜睡
血压下降

心电图变化
心律失常
腹绞痛（痉挛）
腹泻
尿少

低钾表现

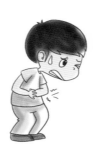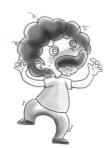

四肢无力
多饮多尿
腹胀腹泻

心律失常
瘫痪昏迷
恶心呕吐

别让饮食影响了药物的疗效
食物与药物的"相爱相杀"

二、哪些食物富含钾？

含钾量较高的食材参考表

注：表中数据指100g食物中钾的参考含量（单位：mg）

口蘑	3106	蚕豆	1117	虹鳟鱼	688	生姜	400
紫菜(干)	1796	辣椒	1085	青稞	644	竹笋	389
银耳(干)	1588	土豆粉	1075	花生	563	芋头	378
黄豆	1503	扇贝(干)	969	黄花菜	543	土豆	342
黑豆	1377	莲子(干)	846	椰子	475	菠菜	311
桂圆(干)	1348	红豆	860	莲藕	450	猪肉	305
蘑菇(干)	1225	豌豆	823	菱角	437	蒜头	302
冬菇(干)	1155	绿豆	787	海苔	410	小麦	289
鱿鱼(干)	1131	豇豆	737	荞麦	401	香蕉	256

三、哪些药物可影响血钾浓度？

可引发高血钾的药物

药物种类	示例	引发高血钾的原因
含钾药物	氯化钾、枸橼酸钾	补充血钾
保钾利尿药	螺内酯、阿米洛利、氨苯蝶啶	排钾减少
普利类和沙坦类降压药	卡托普利、依那普利、贝那普利、厄贝沙坦、氯沙坦、缬沙坦	
β 受体拮抗药	美托洛尔、比索洛尔	血钾升高
免疫抑制药	他克莫司、环孢素、吗替麦考酚	

可引发低血钾的药物

药物种类	示例	原因
排钾利尿药	氢氯噻嗪、呋塞米	排钾增多
β₂ 受体激动药	沙丁胺醇、伪麻黄碱	血钾降低
降糖药	胰岛素	

四、如何避免保钾药物和高钾食物的不良影响？

除了尽量避免食用含钾高的食物或者严格

别让饮食影响了药物的疗效
食物与药物的"相爱相杀"

控制食用量外，还可以使用下面这几种富钾食物处理小妙招：

√ 因为钾离子易溶于水，所以对于含钾高的绿叶蔬菜，可先将菜洗干净后，切段泡水半小时并换水，或者先焯水再烹煮，可减少一半的钾；土豆等薯类，切小块或者切丝，用水浸泡并换水，可以减少一半以上的钾。

√ 少吃隔夜的饭菜，因为食物中的细菌可能会分解产生亚硫酸钾，如果长时间放置，细菌越多，分解越多，食物的含钾量也有所提升。

√ 需要提醒的是，要避免食用低钠盐，因为低钠盐是 30% 钾 +70% 钠，钾含量高。最后，要注意各类食物制品中的添加剂，这些添加剂往往含有大量的钾。

青海省人民医院：辛雅雯

14

别让食物影响
华法林抗凝的疗效

关键信息

1. 华法林是维生素 K 拮抗剂，而很多食物中富含维生素 K，也有很多食物可以干扰维生素 K 的合成，因此食物对华法林的药效影响较大。

2. 有些食物和中草药可增强华法林的药效，如丹参、西柚、芹菜等。

3. 有些食物和中草药可减弱华法林

别让饮食影响了药物的疗效
食物与药物的"相爱相杀"

的药效，如豆类、人参、海藻等。

4. 服用华法林时要尽量戒烟戒酒。

5. 维生素 K 的足量稳定摄入很重要，不必特意偏食或禁食某种食物。

6. 华法林不能随意停，服药期间定期监测 INR（国际标准化比值）。可在医生指导下选用新型抗凝药。

很多食物和药物会增强或减弱华法林的药效，要咨询医生和药师哦。

吃华法林要定期监测INR，不可自行随意停药或者改变剂量。

华法林是一种物美价廉的经典抗凝药物，主要用于防治血栓栓塞性疾病，如治疗深静脉血栓、房颤、心脏瓣膜置换术后的抗凝治疗等。血栓栓塞性疾病的长期抗凝治疗一直是临床中的重要问题，尽管新型抗凝药物研发取得了重要的进展，但是华法林作为最古老的口服抗凝药物仍然是需要长期抗凝治疗患者的最常用药物。不过，近年来，更加安全、服用更方便的达比加群、利伐沙班等新型抗凝药正对华法林的地位发起了强有力的挑战。

一、华法林为什么容易受食物干扰？

华法林的作用机制主要是拮抗体内维生素 K，抑制维生素 K 参与的凝血因子 Ⅱ、Ⅶ、Ⅸ、Ⅹ 在肝脏合成，从而起到抗凝血的作用。由于华法林是维生素 K 拮抗剂，而很多食物中富含维生素 K，也有很多食物可以干扰维生素 K 的合成，因此食物对华法林的药效影响较大（因为我们中国人有用中药煲汤喝的习惯，所以本文把一些药食同源的中药也纳入食材的范围）。

别让饮食影响了药物的疗效
食物与药物的"相爱相杀"

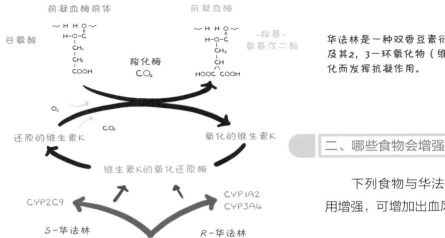

凝血因子Ⅱ、Ⅶ、Ⅸ、Ⅹ

前凝血酶前体 → 前凝血酶

谷氨酸

羧化酶 CO_2

-羧基-羧基戊二酸

O_2

CO_2

还原的维生素K → 氧化的维生素K

维生素K的氧化还原酶

CYP2C9

CYP1A2 CYP3A4

S-华法林   R-华法林

华法林

华法林是一种双香豆素衍生物，通过抑制维生素K及其2，3-环氧化物（维生素K环化物）的相互转化而发挥抗凝作用。

二、哪些食物会增强华法林的药效？

下列食物与华法林合用可使华法林抗凝作用增强，可增加出血风险。

增强华法林药效的食物和中药参考表

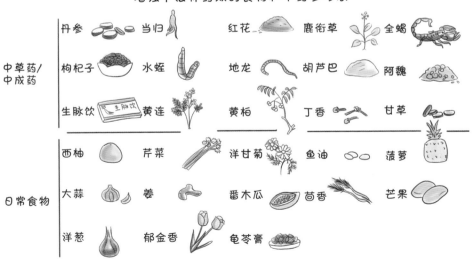

中草药/中成药	丹参	当归	红花	鹿衔草	全蝎
	枸杞子	水蛭	地龙	胡芦巴	阿魏
	生脉饮	黄连	黄柏	丁香	甘草
日常食物	西柚	芹菜	洋甘菊	鱼油	菠萝
	大蒜	姜	番木瓜	茴香	芒果
	洋葱	郁金香	龟苓膏		

别让饮食影响了药物的疗效
食物与药物的"相爱相杀"

三、哪些食物会减弱华法林的药效？

下列食物可改变华法林的吸收、代谢和排泄，降低华法林的抗凝作用。

请注意： 目前较合理的饮食建议是使用华法林抗凝治疗的患者继续平日饮食，避免偶然过多摄入富含大量维生素 K 的食物。对于使用华法林抗凝治疗的患者，维生素 K 的足量稳定摄入很重要，不必特意偏食或者禁食某种食物。

可减弱华法林药效的食物和中药参考表

中草药	人参		西洋参		贯叶连翘			
豆类及豆制品	黄豆	大豆油	扁豆	鹰嘴豆	绿豆	豆奶		
富含维生素K的食物	海带	海苔	紫菜	绿茶	菠菜			
	生菜	牛肝	蛋黄	甘蓝	蜂蜜			
	玉米	燕麦	鸡肝	猪肝	土豆			
	草莓	面粉	鸡蛋	西红柿	韭菜			
	牛奶	茶叶	棕榈油	花菜	芦笋			
	芫荽	莴苣	西蓝花	薄荷叶	芥蓝叶			
	青椒	辣椒	鳄梨					

别让饮食影响了药物的疗效
食物与药物的"相爱相杀"

对于有饮茶习惯的患者，建议以每日定量饮茶、选择同一种茶、不改变泡茶方式为妥。

四、服用华法林期间能吸烟喝酒吗？

酒是中国人餐桌上不可或缺的东西，但如果是服用华法林的患者，可得注意了。有研究指出，过量饮酒可使华法林疗效降低，必须服用更大剂量才能达到预期疗效；天天喝酒的人如果突然停止饮酒，也可导致国际标准化比值（international normalized ratio，INR）迅速升高，出血风险增加。因此，应重视饮酒对华法林的影响，尽量避免酗酒，并及时监测 INR，让其控制在目标范围之内。

此外，也有研究认为烟中的多种成分可对华法林起诱导或抑制作用，可使 INR 升高或下降，但吸烟对华法林抗凝作用的影响因人而异。从保护心血管的角度出发，还是建议尽量戒烟。

五、除了食物，下面这些药物也可影响华法林的药效

药效影响	药物种类	药物名称
可增强华法林药效的药物	抗血小板药	阿司匹林、氯吡格雷、双嘧达莫、噻氯匹定
	解热镇痛抗炎药	布洛芬、吲哚美辛、罗非昔布、塞来昔布
	抗菌药	青霉素（大剂量）、头孢唑林、头孢美唑、头孢哌酮、头孢呋辛
		甲硝唑
		红霉素、阿奇霉素、克拉霉素
		氟康唑、咪康唑
		左氧氟沙星
	抗精神病、抗抑郁药	阿米替林、多塞平、氯米帕明、氯丙嗪
	降糖药	苯乙双胍
	抗心律失常药	胺碘酮
	降脂药	辛伐他汀、洛伐他汀
	维生素	维生素 E、维生素 A
	抑制胃酸药	奥美拉唑
可降低华法林药效的药物	维生素	维生素 K、维生素 C
	免疫抑制剂	巯唑嘌呤、环孢素
	抗癫痫药	卡马西平、丙戊酸钠
	激素	雌激素、口服避孕药（孕激素）
	抗菌药	灰黄霉素、利福平
	其他	苯巴比妥、美沙拉嗪、螺内酯等

别让饮食影响了药物的疗效
食物与药物的"相爱相杀"

六、服用华法林有那么多注意事项，有其他替代药物吗？

抗凝治疗一直是血栓栓塞性疾病的主要治疗方式之一，华法林作为抗凝治疗的基石药物，是需要长期服用的。鉴于华法林的治疗窗（能产生药效而不出现不可接受毒性的血药浓度范围）较窄，受食物及其他药物的影响较大，且要定期监测 INR，服用华法林的患者会觉得很麻烦，恨不得马上把它停了。可是，服用华法林不能突然停药，突然停药可能会出现血栓性疾病等严重后果，可不能拿自己的生命开玩笑。

当然，新型抗凝药由于更加安全以及使用方便，受食物与其他药物的影响也较小，有条件的患者可在专科医生的指导下，选择换用新型抗凝药。

七、漏服华法林需要补上吗？

华法林一般每天服用一次，饭前饭后都可以，最好是下午或者晚上固定一个时间服用。如果不小心忘记服药的话，在原固定时间的 4 小时内补上，如果超过 4 小时，就不要补了，等第二天的原固定时间继续正常用药。如果连续两天漏服，应按照重新开始服药来处理，及时找药师或医生来帮助调整剂量，并按规定复查 INR。

切记：不能因为忘记服药而在第二天加倍服药，也不要自行停药或者调整剂量。

南方医科大学第三附属医院：冯焕村

别让饮食影响了药物的疗效
食物与药物的"相爱相杀"

15

益生菌酸奶和抗菌药同服会减效吗？

"饭后一瓶酸奶有助消化"这个观点在生活中几乎已经成为了某种共识，但其实并不是所有的酸奶都有助于消化，只有含有益生菌的益生菌酸奶才有助于消化。下面就让我们来了解一下益生菌的作用。益生菌顾名思义是指对人体有益的菌群，它可以调节人体黏膜与系统免疫功能或通过调节肠道内菌群平衡，促进营

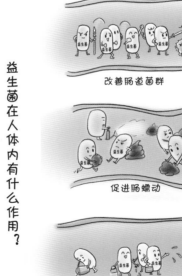

益生菌在人体内有什么作用？

改善肠道菌群

促进肠蠕动

增加肠道水分

关键信息

1. 不是所有的酸奶都有助于消化。

2. 抗菌药不推荐与含益生菌的食物或益生菌制剂同服。

3. 益生菌制剂选择正确、服用正确才能达到最佳疗效。

别让饮食影响了药物的疗效

食物与药物的"相爱相杀"

养吸收保持肠道健康。而抗菌药具有抑菌和杀菌作用，服用抗菌药后再喝酸奶，药物会把酸奶中的益生菌杀死。假如我们正在服用抗菌药，又想喝酸奶，该怎么办呢？

一、抗菌药为什么不推荐与益生菌同服？如需同服应注意哪些事项？

抗菌药具有杀菌作用，而含益生菌的食物或药物大多数含有的是活菌，假如同服会造成这些活菌被抗菌药杀灭，起不到我们预期想要的作用。所以不推荐抗菌药与含有活菌的食物或药物同时服用。若需同时使用益生菌制剂与抗菌药，应加大益生菌制剂剂量或错开服药时间，最好间隔 2～3 小时以上。

二、要注意：酸奶中不一定都含有益生菌，而有些药物也含有益生菌

目前市场上售卖的酸奶并不一定都含有益生菌，有些乳酸奶饮品属于调配型乳酸饮料，里面并没有乳酸菌的存在，实际上就是用水、牛奶、糖等原料调配而成的"甜水"。而且在这些饮品中，有的每 100ml 中碳水化合物含量高达 15g 左右，这个成分会在体内转化成葡萄糖。世界卫生组织建议每人每天吃糖最好能控制在 25g 以内，最高不能高于 50g，若长期饮用这些高糖饮品，非但不能补充益生菌，反而不知不觉地增加我们的摄糖量，所以购买时一定要仔细识别。

含有益生菌的药物，我们一般称之为益生菌制剂，下表列举了一些常见的益生菌制剂和储存条件。益生菌制剂如果保存不好，活性益生菌就会减少，会影响其发挥功效，所以一定要注意药品说明书上的储存条件，按要求存放。

药物	所含菌类	储存条件
双歧杆菌三联活菌（贝飞达、金双歧、培菲康）	长型双歧杆菌、嗜酸乳杆菌、粪肠球菌	2～8℃避光
双歧杆菌四联活菌（思连康、普乐拜尔）	婴儿双歧杆菌、嗜酸乳杆菌、粪肠球菌、蜡样芽孢杆菌	2～8℃避光
枯草杆菌肠球菌二联活菌（妈咪爱、美常安）	枯草杆菌、屎肠球菌	≤25℃避光
地衣芽孢杆菌活菌（整肠生）	地衣芽孢杆菌	室温
蜡样芽孢杆菌活菌（肠复康、促均生）	蜡样芽孢杆菌	≤25℃避光

别让饮食影响了药物的疗效
食物与药物的"相爱相杀"

请注意： 上述益生菌制剂含有不同的菌种，应根据不同疾病导致的菌群失调进行选择，不可随意服用。如有需要，必须经过咨询药师或医生才能使用。

三、所有的益生菌制剂都必须与抗菌药分开服用吗？

答案是否定的，并不是所有的益生菌制剂都必须与抗菌药间隔服用。益生菌死菌制剂，如妈咪爱（乳酸菌）含 0.5 亿死菌，乐托尔（嗜酸乳酸杆菌）含 100 亿死菌，可与抗菌药联用。

四、如何正确服用益生菌制剂？需要注意哪些事项？

▲ 牛奶过敏者，避免服用含乳酸菌的益生菌制剂。部分益生菌辅剂中含有牛奶成分，牛奶过敏者也应避免服用。

▲ 不宜与吸附性、收敛性的药物同用，如活性炭和药用炭，因它们可抑制、吸附活菌，从而减弱或降低疗效。

▲ 益生菌类药物需要餐后用温水或温牛奶送服，这类药物溶解时水温不宜超过 40℃，水温过高则部分细菌会被杀死。

▲ 可使用益生菌制剂的情况有：①长期使用抗菌药，导致肠道菌群失衡；②因腹泻造成大量的益生菌丢失，致使肠道菌群失衡。益生菌制剂需在医生指导下短期使用，不能长期滥用。

长期使用人工合成的益生菌产品，会促使肠道功能逐步丧失繁殖有益菌的能力，并对外来补充的益生菌产生依赖，严重者可能需要终生依靠口服益生菌来维持身体健康状态。此外，许多益生菌菌株具有抗药性，益生菌的过度使用很可能会孕育新的"超级细菌"。因此，需要正确选择并且正确服用才能达到最佳效果。

青海省人民医院：辛雅雯

北京协和医院：潘美晴

别让饮食影响了药物的疗效
食物与药物的"相爱相杀"

16

服用抗菌药，
饮食有哪些注意？

关键信息

1. 根据说明书或医嘱，在正确时间（饭前或饭后）服用抗菌药，以免影响疗效。

2. 识别食物中抗菌药的"朋友"，如生姜、大蒜、金银花等。

3. 识别食物中抗菌药的"敌人"，如可引起双硫仑样反应的酒精、影响喹诺酮类抗菌药的奶制品等。

▲ 有些抗菌药在空腹条件下，吸收迅速，快速达到药物峰浓度，起到迅速杀菌的作用，示例详见下表。

▲ 特殊制剂要求。一些肠溶制剂（如××肠溶胶囊）或者治疗肠道感染的药物，需要在肠道里定点释放，宜空腹使用。

▲ 有些抗菌药在食物油脂的帮助下，可提高吸收程度，增加抗菌效果，示例详见下表。

▲ 有些抗菌药对胃肠道有刺激，为降低服用后的不适感，须饭后服用，示例详见下表。

空腹服用的抗菌药	
氨苄西林、头孢克洛、阿奇霉素、交沙霉素、罗红霉素、林可霉素、利福平、诺氟沙星等	原因：空腹吸收更快

必须在餐中或饭后立即服用的抗菌药	
琥乙红霉素、头孢呋辛酯、呋喃妥因、特比萘芬等	原因：油脂可帮助脂溶性药物吸收

饭后服用的抗菌药	
甲硝唑、替硝唑、红霉素、环丙沙星、磺胺类等	原因：空腹吸收更好，但胃肠道刺激大

别让饮食影响了药物的疗效
食物与药物的"相爱相杀"

二、如何判断抗菌药应饭前还是饭后服用？

首先，查询说明书中用法用量部分有无标明"可与食物同时服用"或"空腹服用"。如果没有明确标注，可以看不良反应中是否提及经常发生胃肠道反应，若显示有胃肠道反应应尽量避免空腹服用。如果不确定，一定要及时咨询药师和医生。

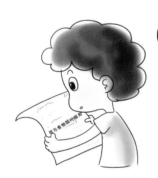

要注意看说明书上是否标明"可与食物同时服用"。

三、如何辨别某种食物是抗菌药的"朋友"还是"敌人"？

在服用药物的过程中，有些食物可以对抗菌药起到增加疗效或者减少不良反应的功效，我们称它为抗菌药的"朋友"。那些减少抗菌药的疗效和增加药物不良反应的食物，我们称它为抗菌药的"敌人"。看看下表，了解抗菌药都和哪些食物"相爱相杀"吧。

作用	食物 / 饮品	被影响药物	原因
"相爱"			
增强药效	金银花、连翘、鱼腥草、生姜、大蒜	大部分抗菌药	食物具有抗菌作用
增加吸收	油脂食物，如椰子油、菜籽油、坚果类、五花肉	头孢呋辛酯、特比萘芬	油脂类食物可增加脂溶性抗生素的吸收
"相杀"			
降低吸收	富含钙的食物，如牛奶、钙质饼干等；富含铁的食物，如动物肝脏；富含镁的食物，如卤豆腐	几乎所有的喹诺酮类药物如左氧氟沙星、环丙沙星、四环素类	食物中的金属离子与药物形成不溶物，影响药物吸收
增加不良反应	酒，如啤酒、白酒、含酒精的饮料等（参照"21.服药期间饮酒，危害有多大？"）	头孢哌酮、头孢曲松、头孢克肟、头孢西丁、甲硝唑	发生双硫仑样反应，严重可致命
	富含组氨酸食物（参照"11.异烟肼和鱼不能同吃，是真的吗？"）	异烟肼、利奈唑胺、呋喃唑酮	阻碍组胺代谢，引起组胺中毒
	葡萄柚汁、西柚汁（参照"1.服药期间吃西柚，要小心！"）	克拉霉素、红霉素、沙奎那韦	葡萄柚汁减少药物代谢，导致药物在体内蓄积

别让饮食影响了药物的疗效
食物与药物的"相爱相杀"

作用	食物 / 饮品	被影响药物	原因
相互降低功效	益生菌酸奶、奶粉等含活菌食物（参照"15. 益生菌酸奶和抗菌药同服会减效吗？"）	大部分抗菌药	抗菌药可以消除益生菌活性

不论服药还是饮食，都有它一些隐藏的小技能，正确的时间服用药物并且服用正确的饮食，不仅会减少不良反应，而且还会增效呢。

北京协和医院：汤仙阁

17

服用铁剂，
饮食有哪些注意？

关键信息

1. 缺铁的常见表现是：容易疲劳、犯困，注意力不集中，对儿童的发育、行为及免疫功能等也有影响，缺铁容易引起缺铁性贫血，缺铁性贫血时还有可能诱发或加重一些疾病，如心绞痛发作等。

2. 富含铁元素的食物有：动物血、动物肝脏、瘦肉、木耳等，建议缺铁时多吃。

3. 维生素 C 可以促进铁的吸收，补铁的同时建议补充维生素 C 或富含维生素 C 的食物，如猕猴桃、西红柿、菜花等。

4. 影响铁吸收的食物有茶叶、高脂饮食、苏打饼干等，补铁时需警惕。

　　5. 一些药物如碳酸氢钠、奥美拉唑等也会影响铁的吸收，补铁时服用这些药物建议间隔 2 小时以上。

肤黏膜苍白、疲乏、无力、头晕、眼前发黑、耳鸣等症状，严重的还可能造成生命危险。而且青少年儿童长期缺铁会影响大脑和身体的生长发育。

一、如何发现自己是否缺铁？

　　缺铁的常见表现是容易疲劳、犯困，注意力不集中，头发干枯，皮肤苍白，指甲无光、

　　铁是人体必需的微量元素，健康成人的体内总量只有 4～5g，却参与人体很多重要功能。它是血红蛋白的重要组成部分，与血红蛋白的合成和造血功能息息相关，还与白细胞的杀菌能力和免疫力相关。一旦人体内缺少铁元素，将引起缺铁、缺铁性贫血等营养缺乏性疾病，出现皮

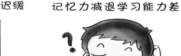
生长发育迟缓

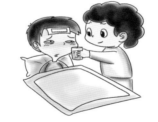
儿童的抵抗力差常常生病

记忆力减退学习能力差

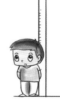

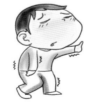
成人体力跟不上

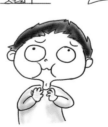
面色苍白

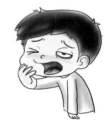
疲劳犯困

别让饮食影响了药物的疗效
食物与药物的"相爱相杀"

容易干裂等。缺铁时对儿童行为、发育、运动和免疫功能均有影响，如儿童反应较慢、精神较差、记忆力减退，生长发育迟缓、智力低下，容易生病等。缺铁到一定程度将会导致缺铁性贫血，此时如果患有冠心病，可能诱发冠心病心绞痛的发作。

日常生活中如果出现了以上这些症状，可能要警惕是不是缺铁了，此时建议去医院在医生的建议下做相关检查，如血常规、血清铁蛋白等，明确诊断后在药师和医生的指导下服用药物进行治疗。

二、哪些食物富含铁，缺铁时多吃富含铁的食物有用吗？

铁广泛存在于各种食物中，但并不是所有食物中的铁都容易被人体吸收。一般来说，动物性食物中的铁较易被人体吸收，如动物肝脏、血、肉类、鱼贝类。而植物如木耳、红枣、香菇等中大多含的是不容易被人体吸收利用的铁，需要转化为容易吸收的二价铁才能被人体利用。常见食物的含铁量如下表所示。

铁含量高的食物（以100g可食部分计）

食物名称	铁/mg	食物名称	铁/mg
木耳	97.4	鸭肝（母麻鸭）	50.1
紫菜(干)	54.9	鸭血	35.7
蘑菇(干)	51.3	河蚌	26.6
芝麻酱	50.3	鸡血	25
芥菜干	39.5	墨鱼干	23.9
脱水菠菜	25.9	猪肝	22.6
脱水蕨菜	23.7	羊血	18.3
扁豆	19.2	牛肉干	15.6

平时多吃富含铁的食物对于预防铁缺乏有一定的作用，但如果经医生诊断为铁缺乏或者缺铁性贫血时就需要按医嘱使用药物治疗了，富铁饮食只能起辅助作用，并不能有效补铁。

三、常见的补铁药物有哪些？

常用口服铁剂	每片或袋含铁量/mg	用法用量
多糖铁复合物	150	每次1～2片，每日1次
硫酸亚铁	60	每次1片，每日3次
硫酸亚铁缓释片	90	每次1片，每日2次

常用口服铁剂	每片或袋含铁量 /mg	用法用量
富马酸亚铁	60	每次 1～2 片，每日 3 次
葡萄糖酸亚铁	36	每次 1～2 片，每日 3 次
琥珀酸亚铁	33	每次 2 片，每日 3 次
中药补铁剂（如健脾生血片 / 颗粒）	20	每次 1～3 片 / 袋，每日 3 次

在选择铁制剂时一般会优先考虑容易吸收的二价铁，即"亚铁"；其次要考虑铁剂对胃肠道的刺激大小，尽量选择刺激较轻的有机铁，如富马酸亚铁、葡萄糖酸亚铁等；儿童则一般选择液体制剂。

四、哪些食物会影响铁剂的吸收？

促进铁吸收的食物	富含维生素 C 的食物，如柑橘、橙子、猕猴桃、青椒、西蓝花、芝麻等
抑制铁吸收的食物	含多酚类的食物，如茶叶、咖啡、可乐和菠菜等
	含钙盐的食物，如牛奶等
	高脂肪的食物，如五花肉等
	含大豆蛋白的食物，如豆浆、黄豆、豆腐等

五、补铁时如何吃有效又安全？

√ 铁剂一般在餐后或者餐间服用。

√ 服用铁剂可以同时服用维生素 C 或维生素 C 含量高的食物以帮助吸收。

√ 一些碱性药物如碳酸氢钠、氢氧化铝等，以及抑制胃酸分泌药物如奥美拉唑、西咪替丁等必须服用时和铁剂至少间隔 2 小时。

√ 口服铁剂服用方法有讲究：片剂直接吞服，液体铁剂可以使用吸管服用，在每次服用之后记得刷牙或漱口。

蚌埠医学院第一附属医院：苏君

18

服用糖皮质激素，饮食有哪些注意？

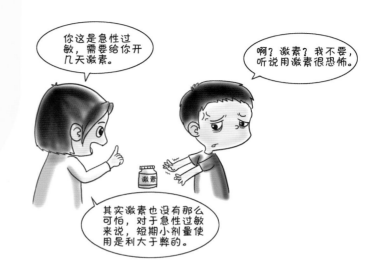

关键信息

1. 糖皮质激素建议早上 8 点服用，效果更好，副作用更小。

2. 服用糖皮质激素期间，饮食控制的三原则是：低盐、低糖、高蛋白。

3. 糖皮质激素不能急用急停，停用需逐步减量。

4. 糖皮质激素可引起血糖升高、盐代谢紊乱等，需警惕。

5. 服用糖皮质激素需适当补钙，防止骨质疏松。

我们平常所说的激素一般是指糖皮质激素，很多人一听到激素就会想到它有很多副作用，对它避之唯恐不及。其实，我们的身体也在时刻分泌糖皮质激素，它是由肾上腺皮质束状带分泌的一类激素，主要为皮质醇。糖皮质激素不仅具有调节糖、脂肪、蛋白质生物合成和代谢的生理作用，还具有抑制免疫应答、抗炎、抗毒、抗休克等药理作用，适应证非常广泛，但副作用也不少，所以务必要在药师或者医生的指导下使用。因为糖皮质激素具有调节人体三大物质（糖、蛋白质、脂肪）代谢的生理作用，而人体内糖、蛋白质、脂肪含量受食物影响较大，所以在服用糖皮质激素的时候，一定要多注意了解饮食的注意事项，这样可以更好地发挥糖皮质激素的作用，帮助避免一些副作用，同时又能够为人体补充足够的营养物质。

一、哪些药是糖皮质激素？

糖皮质激素一般分为短效、中效、长效三类，常见药物如下：

短效	可的松、氢化可的松
中效	泼尼松、泼尼松龙、甲泼尼龙、曲安西龙、曲安奈德等
长效	地塞米松、倍他米松、倍氯米松等

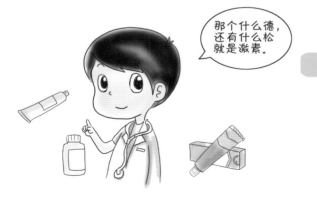

那个什么德，还有什么松就是激素。

二、糖皮质激素应该什么时候服用？

正常情况下，人体每天合成和分泌糖皮质激素具有 24 小时的生物节律变化，凌晨最低，随后升高，早上 8 点左右达到高峰，随后降低。所以，建议在早上 8 点左右服用糖皮质激素，效果会更好，副作用也更小。

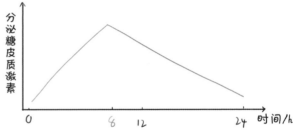

三、使用糖皮质激素期间，哪些食物要少吃？

✗ **单糖和双糖类食物。** 尽量少食用糖果、饼干、饮料、雪糕、甜点、巧克力等单糖（葡萄糖、果糖）和双糖（蔗糖、乳糖）类食品，这些食品可使血糖快速、明显升高。

别让饮食影响了药物的疗效
食物与药物的"相爱相杀"

✕ **西柚。**西柚汁可增加糖皮质激素的副作用，应尽量避免在用药期间吃西柚（参照"1. 服药期间吃西柚，要小心！"）。

✕ **含糖高的水果。**葡萄、红枣、荔枝、香蕉、柿子等含糖量较高，应尽量避免或者少量食用，避免"饭后果"。

✕ **酒。**应限制饮酒，酒的热量很高，并可增加肝脏负担，要尽量不饮白酒，避免空腹饮酒和酗酒。

四、使用糖皮质激素期间，哪些食物可适量吃？

√ 主食应占饮食总热量的 50%～60%。提倡适当多吃粗制米、全麦面、五谷杂粮（荞麦面、燕麦面、玉米、薯类等），这些食物膳食纤维含量高，饱腹感强，有利于控制食量（服用激素期间食欲可能增加，容易长胖）。

√ 可适量食用瘦肉、牛奶、鱼虾等蛋白质含量高的食物。

√ 建议服药期间清淡饮食，煮菜不可放太多的盐，建议食用低钠盐。

√ 建议适当多吃富含钾的食物，如海带、香菇等。

√ 苹果、西瓜、梨、橘子等水果含糖量相对较低，可以适量在两餐之间食用。

√ 建议适当多吃含钙高的食物或者用药物补钙，防止骨质疏松。

糖皮质激素是一把"双刃剑"，它的副作用跟它的作用几乎一样多，引起血糖异常就是它的副作用之一，所以服用糖皮质激素期间要注意监测血糖。另外，中药饮片甘草和含甘草的制剂也有类似糖皮质激素样的作用，久用的话也要注意调节饮食。

南方医科大学第三附属医院：冯焕村

别让饮食影响了药物的疗效
食物与药物的"相爱相杀"

19

服用免疫抑制剂，饮食有哪些注意？

关键信息

1. 免疫抑制剂药效易受西柚或葡萄柚等食物影响，服用药物时要用水送服。

2. 免疫抑制剂副作用较多，需注意减少食用易引起高血压、高血钾、高血糖、高血脂、高尿酸的食物。

3. 免疫抑制剂需根据血药浓度进行剂量调整，同一药品的不同剂型，不要随意更换。

有一类药物我们在生活中不太常见，但服用时对饮食方面却有很多要求，这就是题目中所提到的"免疫抑制剂"。很多人可能会有疑问，免疫力不是个好东西吗？我们平时想尽办法希望提高自身免疫力，为什么这类药还要抑制免疫力呢？需要服用这类药物的患者是因为自身免疫力表达太强，把自己身体中的正常组织当作攻击对象，而使身体出现了一系列疾病，这类疾病被称为"自身免疫性疾病"。器官移植也是类似这个原因。这时候，我们就需要使用免疫抑制剂把过强的免疫功能降低至正常水平，保证身体能够正常运转，不被攻击。常用该类药物的情况有风湿免疫性疾病，红斑狼疮和肝、肾器官移植等。

一、免疫抑制剂有哪些，应该怎么服用？

免疫抑制剂有口服剂型和注射剂型，因为口服剂型使用较为广泛，我们就拿它举例。

别让饮食影响了药物的疗效
食物与药物的"相爱相杀"

药名	空腹	餐中	餐后	原因	服用时间	其他
环孢素						避免西柚汁送服（增加本药浓度）
他克莫司	√			脂肪可减少该药在体内的利用度	早晚（建议早9点，晚9点），相隔12小时，水送服	避免葡萄柚汁送服（增加本药浓度）
吗替麦考酚酯	√			高脂肪饮食可降低该药体内血药浓度的最大值		相对稳定，接受肾移植者如需要，可与食物同服
来氟米特					每日1次，间隔24小时	
硫唑嘌呤		√			每日1次或分次服用（不同疾病用法不同）	足量水
甲氨蝶呤					每日1次，每周1~2次（不同疾病用法不同）	酒（含乙醇）可增加该药肝毒性
羟氯喹		√			随餐服用，每日分次服用（不同疾病用法不同）	用牛奶送服（推荐）

二、免疫抑制剂副作用较多，饮食需注意

下表中列出的是服用免疫抑制剂可能会产生的副作用，其中不同药物分别涉及血压、血糖、血脂、血钾和尿酸这些指标，而这些成分在食物中同样存在，所以与我们日常的饮食是息息相关的。

药名	肝、肾毒性	血压	血糖	血脂	血钾	尿酸
环孢素	肝毒性/肾毒性	升高		升高	升高	升高
他克莫司	肝毒性/肾毒性	升高	升高	升高	升高	升高
吗替麦考酚酯	肝功能（可逆）	升高	升高	升高	升高	
来氟米特	肝功性（可逆）	升高				
硫唑嘌呤	肝功性（轻度异常）					
甲氨蝶呤	肝毒性					升高

空腹：一般指餐前1小时

餐前：至少离进餐15~30分钟

空腹：餐后2~3小时

别让饮食影响了药物的疗效
食物与药物的"相爱相杀"

▲ 具有升高血糖副作用的药物尽量减少高糖食物的摄入。这类药物有他克莫司、吗替麦考酚酯。

▲ 具有升高血钾副作用的药物尽量减少富钾食物的摄入。这类药物有环孢素、他克莫司、吗替麦考酚酯。富钾食物可参照"13. 血钾异常，要注意这些食物和药物"中的内容。

▲ 具有升高尿酸副作用的药物尽量减少高尿酸食物的摄入。这类药物有环孢素、他克莫司、甲氨蝶呤。高尿酸食物可参照"12. 尿酸高，要注意这些食物和药物"中的内容。

三、环孢素软胶囊与环孢素口服液可以替换着用吗？

同一种药物，虽然只是剂型不同，但也不要轻易擅自更换。比如环孢素软胶囊与环孢素口服液就有所不同。环孢素软胶囊中的药物分子经过几道特殊工序，已将药物分子微乳化，这种分子进入人体后，很快被吸收，在血中可以提前达到治疗浓度，相比于没有微乳化的口服液而言更容易起效。

因此不同剂型的药物不要轻易替换着用，需根据医生建议并结合血药浓度监测更换。并建议服用期间对服药种类、血药浓度、药物增减、异常症状有完整的个人记录，以便医生根据相关记录调整治疗方案。

青海省人民医院：辛雅雯

别让饮食影响了药物的疗效
食物与药物的"相爱相杀"

20

吸烟对服药有哪些不良影响?

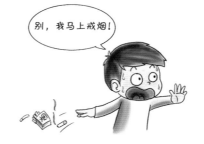

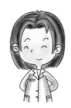

关键信息

1. 服药期间吸烟可导致血液中药物的有效成分下降,降低药效。

2. 吸烟可引起药物及其代谢产物排出体外的速度减慢,副作用增加。

3. 吸烟后 30 分钟内服药的话,影响尤其大。

4. 吸烟对药物的影响很广泛,对身体的危害很大,建议立即戒烟。

5. 吸烟包括一手烟和二手烟,二手烟危害更大!

大量的研究都已经证明,香烟含有尼古丁,吸烟会对肺部和心血管造成严重影响,诱发多种癌症。如果您正在服药,吸烟的影响更是不容忽视。吸烟能干扰药物的吸收和代谢,危害很大,轻则影响疗效,重则加剧病情,甚至引起药物蓄积中毒。

别让饮食影响了药物的疗效

食物与药物的"相爱相杀"

一、吸烟对药物有什么影响?

1. 吸烟让药效变差 烟中的尼古丁可加快肝脏分解药物的速度，减少人体对药物的吸收，加快一些药物及代谢产物排出体外的速度。服药期间吸烟还可导致血液中药物的有效成分下降，降低药效。吸烟后 30 分钟内服药的话，有些药物药效可能下降很快，疗效比不吸烟的情况下低很多，有些甚至只有原药效的十分之一不到，如平喘药氨茶碱、降压药硝苯地平等。

2. 吸烟可增加药物副作用 吸烟还可引起某些药物及其代谢产物排出体外的速度减慢，副作用增加，导致药物蓄积中毒。尼古丁可刺激人体释放抗利尿激素，导致尿液中的药物和它的代谢产物不能及时地排出体外，严重时还可能引起严重不良反应或者蓄积中毒，如抗血小板药氯吡格雷、抗抑郁药多塞平等。

3. 吸烟导致身体变化，也影响药效 尼古丁是一种兴奋剂，它能刺激人的大脑使交感神经兴奋，所以吸烟后，很快会感觉"提神"了，给人一种"很有劲"的感觉。但是如果本来就要靠安眠药助眠的话，临睡前吸烟就可能对抗安眠药的效果，吃了药还是睡不着。此外，吸烟会让体内胆固醇升高，增加血液的黏稠度，提高心血管病如心肌梗死、高血压的发生率，也影响这类心血管药物的疗效。烟雾中的一氧化碳会减弱血液对心肌的供氧能力，加重心脏为了获得氧气的负担，长期下来，势必需要用更多的药物去控制病情。

二、哪些药物受吸烟的影响较大?

受吸烟影响较大的药物一览表

药物种类	药物名称	影响
维生素类	维生素 C、维生素 A、维生素 E 等	药效显著降低
平喘药	茶碱、氨茶碱、复方甲氧那明等	药效显著降低
降糖药	胰岛素	药效显著降低
降压药	呋塞米、硝苯地平、氨氯地平、普萘洛尔、美托洛尔等	药效显著降低
抗血栓药	阿司匹林、双嘧达莫等	药效降低
	氯吡格雷	药效升高
抗胃酸药	雷尼替丁、西咪替丁等	药效显著降低
抗抑郁药	度洛西汀、曲唑酮、氟伏沙明等	药效显著降低
安眠药	地西泮、阿普唑仑、劳拉西泮等	药效显著降低

别让饮食影响了药物的疗效
食物与药物的"相爱相杀"

药物种类	药物名称	影响
抗精神病药	去甲替林、多塞平	药效增强
	阿米替林、氯氮平、米氮平、奥氮平、氟奋乃静、氟哌啶醇等	药效显著降低

其实，吸烟对药物的影响很广泛，除了上表中的药物，还有很多药物都会受吸烟影响。

三、如果戒不了烟，又要吃药，该怎么办？

为了您和家人的健康，请戒烟！请戒烟！请戒烟！重要的事情说三遍。

可是，实在戒不了，又要吃药怎么办？对于实在戒不了烟的朋友，建议服药期间避免吸烟。为了保证药效和用药安全，在服药 30 分钟内尤其不能吸烟。如果身边有人在用药，应尽量避免在他们面前吸烟。此外，要将吸烟或者戒烟的情况及时告知医生，医生会根据实际情况来调整剂量，以免发生意外。

南方医科大学第三附属医院：冯焕村

21

服药期间饮酒，危害有多大？

关键信息

1. 饮酒后服药增加多种毒副反应，切记"吃药不喝酒，喝酒不吃药"。

2. 鉴别"隐形"酒精，如啤酒鸭、醉蟹、藿香正气水等。

3. 服药期间饮酒，当身体不舒服时，不要误认为醉酒，应及时就医。

中国酒文化氛围浓厚，一到节假日，亲朋好友总喜欢聚在一起喝上几盅。都说"小酌怡情"，但"头孢配酒，说走就走"可不是一句玩笑话！2019年1月4日，新闻报道一位35岁的陈先生因为输注头孢菌素类药物2天后喝酒导致休克，差点送命，被诊断为"双硫仑样反应"。双硫仑本身是一种戒酒药物，它在与乙醇联用时可抑制肝脏中的乙醛脱氢酶，使乙醇在体内氧化为乙醛后不能再继续分解氧化，导致体内乙醛蓄积而引起面部潮红、头痛、腹痛、出汗、心悸、呼吸困难等症状，严重的可造成心肌梗死、急性心力衰竭、急性肝损伤、惊厥及死亡，这种反应被称为双硫仑样反应。许多药物具有和双硫仑类似的结构，在饮酒后会出现上述反应。

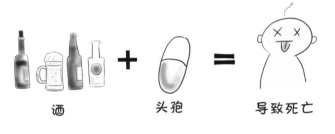

酒　　+　　头孢　　=　　导致死亡

一、饮酒后，易产生双硫仑样反应的药物有哪些？

药物种类	示例	毒副反应
头孢菌素类	头孢哌酮、头孢曲松、头孢克肟、头孢西丁等	抑制酒精代谢，导致乙醛在体内的蓄积，引起双硫仑样反应
呋喃类药物	呋喃唑酮（痢特灵）、呋喃妥因	
硝基咪唑类药	甲硝唑、替硝唑等	

二、除了双硫仑样反应，饮酒还会增加哪些药物的毒副反应？

药物种类	示例	毒副反应
镇静安眠类	苯巴比妥、地西泮、阿米替林等	使神经系统过度抑制，严重时出现呼吸、心跳骤停
抗癫痫药	苯妥英钠等	诱发癫痫
抗痛风药	别嘌醇、丙磺舒、苯溴马隆等	增加嘌呤来源，抑制尿酸排泄
非甾体抗炎药	阿司匹林、对乙酰氨基酚等	诱发胃出血

如果说明书标明"禁忌酒精"或临床药师叮嘱避免饮酒，一定要遵守要求服药，避免发生上述反应。

别让饮食影响了药物的疗效
食物与药物的"相爱相杀"

三、饮酒和吃药间隔多久才是安全的？

服药前后两三天内饮酒仍有可能发生上述毒副反应，一般认为服药后间隔一周以上再饮酒比较安全。像禁止酒驾一样，谨记吃药不喝酒，喝酒不吃药，才能彻底避免喝酒对药物的影响。

四、注意鉴别"隐形"酒精

服药期间除了应避免饮用传统的白酒、啤酒、红酒、黄酒等以外，还应避免服用其他含酒精的药品和食品，如藿香正气水等含酒精的药品，以及啤酒鸭、醉蟹、豆腐乳、酒糟、酒酿圆子等。

五、如果服药后不慎喝了酒，该怎么办？

如果发现自己吃了头孢类抗菌药的同时又喝了酒，应密切观察自己的状态，当出现面色潮红或苍白并伴有心率加快、血压降低、呼吸缓慢、头昏头痛难以忍受时，千万不可误认为是醉酒而耽误治疗，应及时到医院就诊。

北京协和医院：汤仙阁

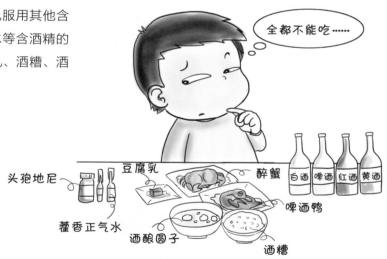

别让饮食影响了药物的疗效

食物与药物的"相爱相杀"